ÉTUDE CRITIQUE

ET EXPÉRIMENTALE

SUR LES

CELLULES GÉANTES

NORMALES ET PATHOLOGIQUES

PAR

LE DR F. LAULANIÉ

PROFESSEUR DE PHYSIOLOGIE A L'ÉCOLE VÉTÉRINAIRE
SUPPLÉANT POUR LE MÊME COURS A L'ÉCOLE DE MÉDECINE DE TOULOUSE

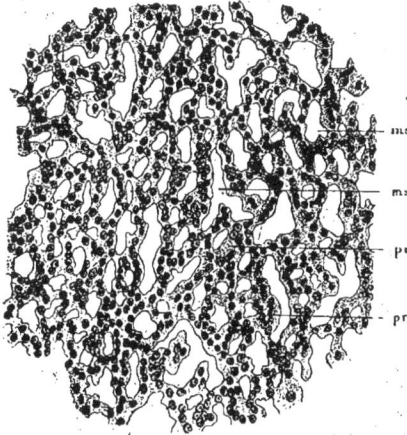

PARIS

ASSELIN & HOUZEAU

LIBRAIRES DE LA FACULTÉ DE MÉDECINE
Et de la Société de médecine vétérinaire
PLACE DE L'ÉCOLE DE MÉDECINE
—
1888

ÉTUDE CRITIQUE

ET EXPÉRIMENTALE

SUR LES

CELLULES GÉANTES NORMALES

ET PATHOLOGIQUES

ÉTUDE CRITIQUE

ET EXPÉRIMENTALE

SUR LES

CELLULES GÉANTES

NORMALES ET PATHOLOGIQUES

PAR

LE DR F. LAULANIÉ

PROFESSEUR DE PHYSIOLOGIE A L'ÉCOLE VÉTÉRINAIRE

SUPPLÉANT POUR LE MÊME COURS A L'ÉCOLE DE MÉDECINE DE TOULOUSE

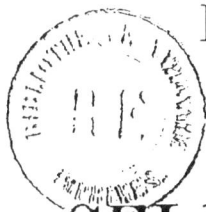

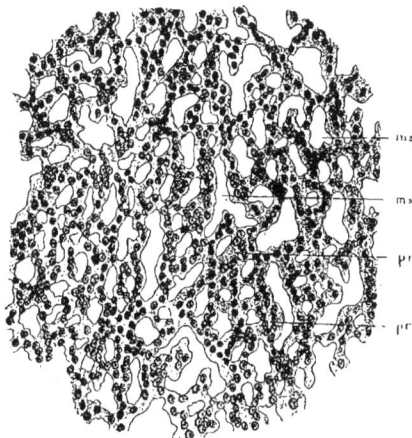

PARIS

ASSELIN & HOUZEAU

LIBRAIRES DE LA FACULTÉ DE MÉDECINE

Et de la Société de médecine vétérinaire

PLACE DE L'ÉCOLE DE MÉDECINE

--

1888

ÉTUDE CRITIQUE

ET EXPÉRIMENTALE

SUR LES

CELLULES GÉANTES NORMALES

ET PATHOLOGIQUES

AVANT-PROPOS

On a produit sur l'origine et la valeur des cellules géantes les théories les plus diverses et souvent les plus contradictoires. L'histoire de ce point spécial d'histologie générale laisse cette impression que la plupart des observateurs se sont trop souvent laissé entraîner à généraliser les faits particuliers qu'ils ont eus sous les yeux, et à produire ainsi des théories exclusives, et partant inexactes sur l'origine et la valeur des cellules géantes.

Au point de vue anatomique on les considère tantôt comme des cellules angioplastiques, tantôt comme des cellules conjonctives ou épithéliales, tantôt enfin on y voit des amas de leucocytes fusionnés.

Il n'y a plus à tenir compte de l'opinion d'après laquelle les cellules géantes ne seraient que des coagulums fibrineux englobant des leucocytes. Cette interprétation produite par Th. Hering [1], Thaon [2], Cornil [3], a été d'ailleurs abandonnée par leurs auteurs au moment où ils ont vu eux-mêmes de vraies cellules géantes dont il est impossible de méconnaître les caractères et qu'on ne saurait confondre avec des amas fibrineux, qui n'en sont qu'un grossier postiche.

En restant au point de vue anatomique, on diffère encore sur le mode de formation de ces éléments. Les uns les considèrent comme le résultat de la fusion d'un certain nombre de cellules ordinaires, les autres y voient le résultat d'une prolifération bornée au noyau, d'une simple hyperplasie nucléaire.

Le désaccord n'est pas moindre quand il s'agit de fixer la valeur de ces éléments considérés au point de vue de la pathologie et de la physiologie générales.

Au point de vue de la physiologie, s'inspirant de faits qui touchent à l'histoire des myéloplaxes, certains les considèrent comme des agents de résorption, tandis que la plupart restent muets sur leurs attributions et semblent par leur silence les destituer de toute énergie fonctionnelle, leur laissant à peine les propriétés biologiques com-

---

[1] Th. Hernig, *Histologische und experimentelle Studien über die Tuberculose*. Berlin, 1873.

[2] Thaon, *Recherches sur l'anatomie pathologique de la tuberculose*. Thèse. Paris, 1873.

[3] Cornil, *Gazette médicale*. Paris, 1878.

munes à tous les éléments anatomiques. Encore sur ce
dernier point, il n'est pas rare de voir des observateurs
les considérer comme des éléments déchus et frappés de
dégénérescence dès leur formation.

Si, au point de vue de la pathologie, on paraît conclure
sans trop de divergence à la banalité des *Riesenzellen*,
d'une part on n'établit pas leur valeur générale dans les
processus où elles se manifestent, on ne dit rien des
conditions générales de leur production, si elles diffèrent,
et par quoi elles diffèrent des éléments vulgaires développés à côté d'elles; d'autre part, quelques anatomo-
pathologistes, Charcot en particulier, hésitent à renoncer
à la spécificité de celles qui accompagnent les produits
anatomiques de la tuberculose.

En présence de cette multiplicité de vues sur une forme
anatomique d'ailleurs si fréquente et si intéressante, il
paraît temps d'essayer une synthèse qui en embrasse les
diverses réalisations pour en dégager les ressemblances
et les différences, et en déterminer, s'il y a lieu, les espèces
particulières.

Les occasions assez fréquentes que j'ai eues d'étudier
les cellules géantes, aussi bien dans leurs caractères immédiats que dans les circonstances de leur production
dans l'ordre normal et dans l'ordre pathologique, me
laissent la conviction que les affirmations divergentes qui
précèdent sont vraies pour les cas particuliers où elles
se sont produites, mais ne sauraient, sans abus et sans
erreur, être généralisées.

Le géantisme en anatomie générale constitue un fait très
divers et dont les aspects multiples et différents ne sauraient être embrassés dans une formule unique. Pour

donner, par avance, quelque intérêt à l'étude qui va suivre, je veux laisser, dès à présent, prévoir mes conclusions :

1° Dans l'ordre pathologique, il y a deux espèces irréductibles de cellules géantes : 1° les *angioblastes néoplastiques ;* 2° les *Riesenzellen irritatives.*

Les premières sont propres à ces tumeurs connues sous le nom de tumeurs à myéloplaxes, et plus convenablement désignées depuis, par MM. Malassez et Monod, sous le nom de sarcomes angioplastiques. Ce sont des cellules vaso-formatives inachevées.

Les secondes apparaissent dans tous les processus inflammatoires spécifiques ou vulgaires qui se caractérisent par leur marche paresseuse procédant d'une irritation continue et peu intense. Elles constituent un épisode anatomique caractéristique du mode et du degré de l'inflammation, ayant sa place marquée et son terme défini dans la série des productions inflammatoires.

En aucun cas, elles ne sauraient remplir un rôle spécial ni se distinguer autrement que par leur exubérance des éléments voisins formés en même temps qu'elles et sous l'influence du même agent irritant.

2° Dans l'ordre normal, les deux espèces précédentes ont leurs homologues et leurs équivalents normaux dans des processus néoformateurs qui se rattachent par certains côtés, soit au néoplasme, soit à l'inflammation.

3° A côté de ces deux espèces, il faut distinguer des cellules géantes dont l'évolution se poursuit vers un but défini et l'acquisition d'un résultat fonctionnel : ce sont les *cellules géantes spécialisées.*

Pour donner à ces propositions toute leur force, c'est-à-dire, pour établir la valeur taxinomique des catégories que je crois pouvoir établir dans les diverses formes du géantisme, je me propose de faire l'étude critique des faits produits par les autres ou par nous-même. Ce n'est qu'en relevant et en comparant entre elles les diverses réalisations du géantisme cellulaire que nous pourrons saisir ce qui les sépare et les réunit, et justifier notre classification.

La revue que nous allons faire se partage en quatre parties fort inégales. La première sera consacrée aux cellules géantes pathologiques ; la deuxième, aux cellules géantes normales parmi lesquelles nous aurons à mettre en relief les homologues des types pathologiques.

Dans la troisième partie nous examinons les types divers du géantisme pour en déterminer et mesurer l'anomalie.

Dans la quatrième partie, nous posons timidement une question de biologie générale : celle des limites de l'accroissement du protoplasma, en essayant de l'éclairer par les données acquises sur le géantisme cellulaire.

I

CELLULES GÉANTES PATHOLOGIQUES

Nous étudierons dans deux paragraphes spéciaux les deux espèces que nous avons déjà séparées dans notre avant-propos : les angioblastes néoplasiques et les cellules géantes irritatives.

§ 1.

Des angioblastes néoplasiques.

Les plus belles observations relatives à ces éléments sont assurément celles que nous devons à MM. Malassez et Monod et que les auteurs ont publiées dans les *Archives de physiologie normale et pathologique*[1]. Dans un certain nombre de faits où le néoplasme s'est développé, soit dans le tissu osseux, soit dans tout autre tissu (testicule), les auteurs nous montrent la tumeur constituée par de grandes

---

[1] *Sur les tumeurs à myéloplaxes (sarcomes angioplastiques)*, par MM. L. Malassez et Ch. Monod. *(Arch. de phys. norm. et path.,*, 1878).

cellules pourvues de prolongements multiples, creusées de vacuoles contenant des globules rouges et en communication par quelques-uns de leurs prolongements avec les capillaires sanguins. Ils n'ont pas de peine à montrer que ces éléments sont les équivalents et la restitution pathologique des cellules vaso-formatives de Ranvier ou angioplastiques de Rouget ; on comprend qu'ils aient eu la pensée de mettre en relief toute leur signification par la dénomination de sarcome angioplastique qu'ils donnent aux tumeurs qu'elles servent à former.

Il est donc établi qu'il se forme au cours de certains processus néoplasiques des cellules géantes d'une espèce particulière représentées à l'état normal par les cellules vaso-formatives. Ces éléments ne parviennent pas d'ailleurs au terme de leur entier développement. Ce sont des cellules vaso-formatives avortées. D'autre part, enfin, elles ne se trouvent pas exclusivement dans les néoformations osseuses, mais produisent divers néoplasmes n'ayant aucune connexion histogénétique avec le tissu osseux.

Mais l'existence de cellules angioplastiques avortées dans les circonstances pathologiques fort étroitement définies par Malassez et Monod et leurs précurseurs n'autorise certainement pas à leur assimiler toutes les cellules géantes produites à l'occasion de faits normaux ou pathologiques tout à fait différents.

C'est pourtant ce qu'ont fait implicitement Virchow[1], Rokitanski[2], Rindfleisch[3] et surtout Langhans[4], en éta-

---

[1] *Virchow's Archiv*, t. XIV, 1855.
[2] *Lehrbuch der path. Anat.*, 1855.
[3] *Virchow's Archiv*, t. XXIV.
[4] *Virchow's Archiv*, t. XLII.

blissant l'existence générale, dans la tuberculose, des cellules mères de Müller devenues successivement les myéloplaxes de Robin et les *Riesenzellen* de Virchow.

Pour d'autres, l'assimilation est indiscutable et on voit par exemple Brodowsky [1], généralisant certains faits spéciaux, affimer l'unité et l'identité fondamentale des cellules géantes dont il veut consacrer le caractère anatomique exclusif par la dénomination d'*angioblastes*. Les *Riesenzellen* de la tuberculose se formeraient pour lui sous la dépendance générale des changements qui surviennent dans les vaisseaux sanguins. Ces changements auraient leur point de départ dans le germe des vaisseaux en voie de développement et les cellules géantes procéderaient d'une activité formative anormale des vaisseaux sanguins. Pour Aufrecht [2], toutes les cellules géantes seraient également des cellules vaso-formatives du type des myéloplaxes.

Malassez et Monod sont plus réservés. Ils hésitent, semble-t-il, à conclure, mais ils ne peuvent dissimuler leur prédilection pour la synthèse de Brodowsky et sont tout près de considérer toutes les cellules géantes comme des cellules vaso-formatives. Nous allons dire dans un instant toutes les raisons qui nous autorisent à penser que les angioblastes sont une chose et les cellules géantes une autre chose différente.

Pour le moment, il est constant et dûment acquis qu'il faut reconnaître une espèce de cellules géantes qui par leurs caractères anatomiques et les circonstances de leur

---

[1] Brodowsky, *De l'origine des cellules géantes et des tubercules en général (Mémoires de la Société médicale de Varsovie)*.

[2] *Riesenzellen*, par Aufrecht, *in Centralblatt für med. Wiss.*, no 26, 1877.

production méritent l'appellation d'angioblastes néoplasiques par laquelle je propose de les désigner. Nous allons voir par quel ensemble de caractères les *Riesenzellen* vulgaires s'en distinguent et méritent de constituer une espèce à part sous le nom de cellules géantes irritatives ou de prolifération.

§ 2.

Des cellules géantes irritatives.

Je désigne ainsi les grosses cellules multinucléées qui, après avoir revêtu un caractère spécifique, après avoir été présentées comme constituant la marque décisive et péremptoire des produits tuberculeux, ont été rencontrées dans tous les processus inflammatoires à marche lente. C'est là, en effet, le caractère commun à toutes les productions accompagnées de cellules géantes, qu'elles sont de nature et d'origine inflammatoires. Elles se rattachent à l'inflammation par ce double caractère : 1° qu'elles comportent un mouvement plus ou moins accentué de prolifération cellulaire ; 2° que ce mouvement est sollicité par l'intervention d'une provocation extérieure d'un corps étranger, d'un agent irritant plus ou moins facile à saisir, mais dont l'action se produit avec une sorte de modération, avec une sobriété dont la mesure est d'ailleurs impossible à établir, mais qui paraît la condition indispensable à la production des cellules géantes. C'est au point que, dans les inflammations expérimentales où on poursuit le développement et l'étude de ces éléments, l'irritation doit être contenue précisément dans cette mesure

indécise et apportée par un irritant sournois et modéré-
ment agressif.

Toutes ces conditions et tous ces caractères se trouvent très nettement réunis dans les processus si divers que
l'on a vus accompagnés de cellules géantes : tuberculose,
scrofulose, lupus, tumeurs blanches, syphilis, infarctus,
strongylose[1] *(nobis)*, cirrhose vermineuse, d'origine para-
sitaire *(nobis)*, gale de démodex *(nobis)*, pneumonie aspergillaire *(nobis)*, morve, actinomycose, inflammations expérimentales, etc. Tous ces processus sont chroniques ;
tous sont irritatifs et entrent dans le cadre des processus
inflammatoires, puisque dans tous on voit intervenir, et
souvent avec la plus grande clarté, l'agent irritant provocateur sous la forme d'un microbe (tuberculose, syphilis,
lupus), ou d'un parasite vulgaire *(Demodex folliculorum,*
fructifications de l'*Actinomyces* ou de l'*Aspergillus glaucus,* œufs du *Strongylus vasorum)*, ou d'un corps étranger (embolies de la cirrhose vermineuse du lapin, inflammations expérimentales). Il serait superflu, d'ailleurs
impossible, de faire revivre ici le débat désormais épuisé
sur la place des affections spécifiques dans la série des
processus morbides. Dans un langage d'une frappante
justesse, M. le professeur Renaut[2] a donné sur ce point
la formule définitive, et, les plus timides ou les plus mé-
fiants à l'égard des choses nouvelles n'ont plus à recevoir la démonstration que les affections tuberculeuses ne

---

[1] F. Laulanié, *Sur quelques affections parasitaires du poumon et leur
rapport avec leur tuberculose (Archives de physiologie normale et pathologique,* 1884).

[2] J. Renaut, *La notion actuelle du tubercule et de la tuberculose
Gazette médicale de Paris,* 1883).

sont spécifiques que par leurs causes figurées et non par leur expression anatomique.

Dès lors, la cellule géante fait partie de cette expression anatomique. C'est à ce titre qu'il faut l'envisager. Comment, où et pourquoi se produit-elle? Ces questions vont, je l'espère, trouver leurs réponses dans l'étude des caractères de la cellule géante.

CARACTÈRES ET PROPRIÉTÉS DES CELLULES GÉANTES IRRITATIVES

CARACTÈRES ANATOMIQUES

Forme, dimension, noyaux. — Ils sont trop connus pour que nous ayons à nous y arrêter longuement. Leur taille dépasse celle de tous les éléments connus dans l'ordre pathologique, mais elle n'est pas définie, et on ne saurait en donner une mesure moyenne. Le protoplasma, circonscrit par des contours ordinairement fort réguliers, quelquefois pourvus de prolongements, se colore en jaune-orange par le picro-carminate d'ammoniaque et contient un nombre très variable, quelquefois considérable de noyaux ovalaires ou sphériques diffus dans sa masse, ou diposés en couronne à sa périphérie [1].

Origine des cellules géantes. Nature des éléments qui les produisent. — Je ne connais sur ce point que des doctrines exclusives, car on a soutenu contradictoirement

---

[1] En ce qui touche l'organisation du protoplasma dans les cellules géantes, consulter la thèse d'agrégation de M. le Dr Chandelux : *Des synovites fongueuses articulaires et tendineuses*, 1883.

que les *Riesenzellen* procèdent tantôt des cellules conjonctives, tantôt des cellules épithéliales, tantôt des leucocytes. Or, je possède des faits qui permettent d'affirmer que les cellules géantes peuvent avoir indifféremment ces diverses provenances, c'est-à-dire, se constituer, ce qui est la règle presque ordinaire, en plein tissu conjonctif et venir des cellules conjonctives, ou se former au sein d'un tissu épithélial lorsque celui-ci participe à la prolifération inflammatoire. Quant à la participation des leucocytes, elle doit être fort rare, sinon douteuse. Je dirai bientôt les motifs de mon hésitation et de mon incertitude.

L'origine et la nature conjonctives des cellules géantes n'a rien de surprenant, puisque, d'une part, les cellules géantes se forment à l'occasion d'une prolifération inflammatoire et que, d'autre part, les éléments conjonctifs sont les plus disposés à la prolifération et sont les agents presque inévitables de toute néoformation inflammatoire. Mais d'autre part les éléments épithéliaux, c'est-à-dire tous les tissus de revêtement provenant de l'ectoderme ou de l'entoderme, participent en certains cas aux processus inflammatoire autrement que par des altérations régressives. Ils prolifèrent volontiers et forment par l'accumulation de leurs produits la masse principale de la néoformation. Telles, certaines formes de pneumonie épithéliale compacte, dont j'aurai à m'occuper bientôt. Il n'est donc pas étonnant de voir les cellules géantes se constituer dans les foyers d'irritation développés aux dépens et au moyen des tissus épithéliaux. On pourrait en dire autant de tous les tissus dont les éléments sont capables de proliférer et de donner des cellules embryonnaires, comme le tissu musculaire à fibres lisses, par exemple,

que des observateurs comme Thaon, comme Grancher,
ont vu nettement se résoudre en éléments embryonnaires
dans la formation des tubercules péribronchiques. Je
prévois enfin qu'une enquête assez complète permettra
quelque jour d'arriver à cette conclusion : *Tous les éléments capables de proliférer dans un processus inflammatoire peuvent produire des cellules géantes.* La
diversité des faits que je vais signaler embrasse un
nombre assez imposant de ces espèces anatomiques pour
rendre cette proposition très vraisemblable.

a. CELLULES GÉANTES D'ORIGINE CONJONCTIVE

Il faut évidemment rattacher à ce groupe les éléments
observés par Colomiatti[1], Weiss[2] et Aufrecht[3].

Bien que les auteurs aient obéi à des préoccupations
exclusives et à des vues systématiques qui leur ont fait
méconnaître les autres origines des cellules géantes, les
observations qu'ils rapportent ont le grand mérite d'établir nettement la participation des cellules conjonctives à
la formation de ces éléments. Le premier de ces auteurs,
dans un cas de pneumonie interstitielle d'origine syphili-
que, a pu surprendre nettement le passage insensible des
cellules conjonctives aux cellules géantes par hyperplasie
nucléaire et hypertrophie du protoplasma.

---

[1] Colomiatti, *Contribution à l'histologie pathologique de la syphilis
constitutionnelle et à l'étude de la genèse des cellules géantes (Gazzetta
delle cliniche di Torino,* 1875).

[2] G. Weiss, *De l'origine et de la signification des cellules géantes
(Arch. für path. Anat. und Phys,* t. LXVIII).

[3] Aufrecht, *loc cit.*

Weiss étudie les cellules géantes produites expérimentalement chez le chien ·et le pigeon par l'insertion
sous-cutanée de fils de coton ou de cheveux. Il voit les
Riesenzellen se constituer aux dépens des cellules conjonctives.

Aufrecht, faisant l'étude de billes d'ivoire ayant servi
au traitement de pseudarthroses, peut faire des constatations du même ordre. Ajoutons d'ailleurs que ces deux
derniers observateurs s'éloignent de Colomiatti en affir-
mant la formation par fusion des cellules conjonctives
(fibroplastes de Ziegler).

A tous ces faits je puis ajouter mes propres observations
sur la formation des *Riesenzellen* dans les tubercules pleuraux du bœuf qui sont entièrement formés de cellules épithélioïdes, c'est-à-dire de cellules conjonctives spécialisées
par la nutrition locale et de cellules géantes qui ne sauraient avoir une autre nature. Les cellules géantes que
j'ai vues se former dans l'épaisseur de l'épiploon du lapin
autour des grains de lycopode préalablement injectés dans
le péritoine ne peuvent dériver aussi, par un mode que
nous aurons bientôt à déterminer, que des cellules du
derme de la séreuse, c'est-à dire de cellules conjonctives.
Je citerai enfin les cellules géantes que j'ai vues se produire
dans la peau du chien, sous l'action irritative du *Demodex folliculorum* (Owen). — Et pour préciser, je reproduirai ici les termes de la note que j'ai communiquée à
la Société de biologie [1] en me bornant aux détails qui
touchent à la question pendante. Je n'ai pas en effet à

---

[1] Laulanié, *Sur une pseudo-tuberculose cutanée du chien provoquée par
le Demodex folliculorum,* Owen *(Société de biologie,* 29 novembre 1884).

insister sur la forme tuberculeuse des lésions amenées par
le démodex ni sur l'importance que ces sortes de faits ont
pu avoir à un certain moment pour concourir à la théorie
inflammatoire de la tuberculose. Disons une fois pour
toutes que les fausses tuberculoses provoquées par des
parasites vulgaires réalisent en quelque sorte la synthèse
de la tuberculose vraie et en mettent en relief le caractère fondamental et la nature. Voici maintenant comment
je décrivais dans ma note précitée les lésions à cellules
géantes déterminées par le démodex.

On sait que le *Demodex folliculorum* (Owen), qui reste
inoffensif chez l'homme, détermine chez certaines espèces
domestiques, en particulier chez le chien, une gale extrêmement opiniâtre pouvant amener la consomption et la mort.

L'anatomie pathologique de cette affection contient des
faits précieux qui intéressent au plus haut degré la pathologie générale. A côté des lésions banales qui avaient déjà
frappé les observateurs en raison de leur caractère bruyant,
j'ai trouvé, en effet, une forme de tuberculose locale
qui se rattache très évidemment à l'influence irritante des
démodex et sur laquelle je vais donner quelques détails.

Les fragments de peau malade ont été durcis dans l'alcool absolu, et les préparations ont été faites en deux
séries et dans deux directions par des coupes transversales
et tangentielles

Dans presque toute l'étendue des parties que j'ai observées, la gale est déjà assez avancée pour avoir amené la
chute des poils. Ce phénomène a entraîné à sa suite l'atrophie et même la disparition complète de toute la partie
des follicules située au-dessous de l'insertion des glandes
sébacées. Au-dessus de ce point, le follicule a persisté et

la gaine externe de la racine circonscrit un canal régulier, occupé autrefois par le poil et devenu aujourd'hui le
canal excréteur commun de toutes les glandes sébacées
annexées à chaque follicule. Je dois ajouter que, par une
compensation tout à fait inattendue, toutes les portions de
l'appareil pileux, qui persistent après la chute du poil,
ont subi une hypertrophie manifeste. Ce détail se voit bien
sur les coupes tangentielles où la cavité circonscrite par
la gaine externe de la racine est devenue trois ou quatre
fois plus considérable qu'à l'état normal avant la chute
des poils. D'autre part, les glandes sébacées se sont multipliées et ont augmenté de volume.

Les parasites sont distribués dans la peau d'une façon
qui ne répond pas entièrement aux descriptions données
par les auteurs. Ils occupent, il est vrai, l'intérieur du
follicule associés aux débris de la gaine interne, ou bien,
là où les poils sont tombés, ils remplissent les canaux ex-
créteurs des glandes sébacées ; mais je ne les ai jamais
surpris à l'intérieur des culs-de-sac glandulaires, dont
l'épithélium est parfaitement intact. Par contre, les démodex se répandent bientôt en dehors de leur habitat primitif
et vont déterminer dans le derme les produits de nouvelle
formation qui font l'objet principal de cette description.

On trouve, en effet, sous l'étage occupé par les glandes
sébacées, une zone limitée en bas par les glomérules des
glandes sudoripares et qui contient des îlots jaunâtres
bosselés et formés par un tissu de granulation. Ces
masses granuleuses sont allongées et occupent la place
des anciens follicules dont elles ont la direction. Cette
ordonnance particulière du tissu de nouvelle formation
et sa subordination évidente à l'orientation même des fol-

licules, fait naître immédiatement l'idée que chacun des îlots tuberculeux s'est produit sous l'influence des démodex issus du follicule correspondant et donne ainsi la mesure de la sphère d'action de ces parasites.

Quand on examine à de forts grossissements le tissu de nouvelle formation, il se laisse résoudre en petits groupes cellulaires qui ont la composition générale des follicules de Köster de la tuberculose. On y découvre, en effet : 1° une cellule géante centrale revêtant parfois la forme d'un diaphragme dont le contour interne embrasse un fragment de démodex ; 2° une couronne compacte de cellules épithélioïdes colorées en jaune orangé par le picro-carminate d'ammoniaque, et affectant, en certains cas, une disposition radiée très nette ; 3° une ceinture périphérique embryonnaire, qui d'ailleurs n'est pas constante.

La présence fréquente du démodex au centre de ces formations dénonce suffisamment leur origine et montre qu'elles sont le produit spécial de l'inflammation provoquée par les parasites.

Ce qu'il importe de retenir des faits précédents, c'est que l'action irritante des démodex s'est développée hors de l'appareil pileux, dans le derme où ils ont émigré, que les productions inflammatoires et conséquemment les cellules géantes dérivent ici des éléments conjonctifs.

b. CELLULES GÉANTES PROVENANT DE CELLULES ENDOTHÉLIALES

Il faut compter d'abord avec les variétés formées dans les endothéliums et aux dépens des cellules endothéliales qui, d'ailleurs, ne sont que des cellules conjonctives spécialisées. Sans parler des cellules géantes que Kiener [1] a vues encadrées dans les mailles de l'épiploon et qui pouvaient procéder aussi bien des cellules trabéculaires que des cellules de revêtement, je signalerai plus volontiers les cellules intravasculaires décrites par le même auteur dans la tuberculose des séreuses [2] et par nous-même dans la strongylose pulmonaire du chien. Comme les faits relatifs à cette dernière affection jettent un jour singulier sur l'un des modes possibles de la formation des cellules géantes, je reproduirai ici les parties de ma première étude qui touchent aux *Riesenzellen* et qui en dessinent quelques-uns des caractères les plus intéressants; elles formeront un document que nous pourrons consulter au cours de la présente étude. La strongylose, on voudra bien se le rappeler, est une granulie pulmonaire développée chez le chien sous l'influence irritante des œufs du *Strongylus vasorum* (Baillet), qui habite le cœur droit et les divisions de l'artère pulmonaire. Les œufs émis par les femelles adultes sont disséminés dans les artérioles du territoire vasculaire placées sous la dépendance de l'artère occupée par les adultes. Ils déterminent des foyers nodulaires d'inflammation qui empruntent leurs premiers éléments aux parois de l'artériole et finissent par donner lieu à une éruption tuberculeuse localisée à la base des lobes pulmonaires. Cette fausse

---

[1] Kiener, *De la tuberculose des séreuses de l'homme et des animaux inoculés (Arch. de phys. norm. et path.*, 1880).

[2] Laulanié, *Sur quelques affections parasitaires du poumon et leur rapport avec la tuberculose (Archives de phys. norm. et path.*, 15 novembre 1884).

tuberculose, tout en étant locale, tire de sa spécificité causale et de sa contagiosité une ressemblance remarquable avec la tuberculose vraie, ressemblance dont j'ai fait ressortir les enseignements dans le mémoire que je lui ai consacré. Il m'importe de revenir ici sur les lésions tuberculeuses de cette affection pour les motifs que j'ai déjà exposés : Les granulations de la strongylose sont le produit de vascularites noduleuses dans lesquelles prédominent les cellules épithélioïdes. Mais quoiqu'il soit, le plus ordinairement, très difficile de trouver les traces des parois de l'artériole, le processus paraît se localiser soit à l'intérieur du petit vaisseau dont l'épithélium prolifère, soit dans la tunique externe et le tissu ambiant, qui fournissent les éléments de la granulation. On peut donc reconnaître dès le principe deux formes de follicules répondant aux variétés établies par Kiener, sous les noms de tubercules à type endogène et tubercules à type exogène[1].

D'autre part, les pseudo-follicules du deuxième type subissent une sclérose précoce qui amène la formation d'une troisième variété. Enfin on voit, dans quelques circonstances, intervenir des modifications régressives qui donnent aux formations parasitaires une physionomie intéressante sur laquelle nous aurons à nous arrêter.

La distinction que nous venons d'établir est d'autant plus légitime que les deux principales variétés de pseudo-follicules répondent à des variétés de strongylose très nettement séparées par le développement de l'un ou de l'autre type qui sont très rarement associés. Dans ce der-

---

[1] Kiener, *loc. cit.*

nier cas, le type en minorité paraît n'avoir qu'une existence accidentelle.

Je prendrai comme objet d'étude du pseudo-follicule à
type endogène les préparations venant d'un chien sacrifié
cinquante-deux jours après l'infection expérimentale. Le
tissu pulmonaire est rempli de nodules variant de $0^{mm},25$
à 1 millimètre, et tellement confluents qu'ils sont presque tangents les uns aux autres et ne laissent subsister
que des espaces fort étroits, où les alvéoles comprimés
sont à peu près méconnaissables. Ces nodules sont composés d'un nombre variable de pseudo-follicules élémentaires qui peuvent d'ailleurs se montrer isolés sur des préparations faites en des points plus éloignés de la plèvre.
Quoi qu'il en soit, ils ont toujours la même organisation
fondamentale, qui comporte : 1° une zone centrale formée
par une cellule géante creusée d'une cavité renfermant
un œuf ou un embryon ; 2° une zone moyenne formée de
cellules épithélioïdes ; 3° une zone périphérique surtout
évidente sur les follicules isolés et composée d'éléments
embryonnaires disposés circulairement. On reconnaît facilement dans ces apparences l'une des dispositions classiques affectées par les follicules de la tuberculose, tels
qu'on les connaît depuis les travaux de Köster, Langhans,
Charcot, Malassez, etc. La note dominante ici est constituée
par la présence de l'œuf du nématoïde, qui dénonce la
spécificité étiologique de la formation de la même façon
que les bacilles tuberculeux englobés dans la cellule géante
des vrais follicules impriment à ces dernières la seule
spécificité qui leur appartienne.

La présence de l'agent irritant, de l'être vivant dont
l'influence a déterminé la formation des follicules, est

d'ailleurs la seule circonstance qui puisse en dénoncer la signification. Lorsque la coupe a passé en dehors de la cavité ovigère, on ne voit plus au centre qu'une cellule géante ordinaire qui, avec sa couronne compacte épithélioïde, réalise un ensemble tout à fait comparable au follicule classique. Le type fondamental que nous venons d'esquisser doit être maintenant examiné dans ses variétés principales, qui se tirent surtout de la constitution de ses deux zones internes.

La cellule géante présente, en particulier, les apparences les plus variées et les plus instructives. Et d'abord, elle peut faire défaut, l'œuf ou l'embryon touchant immédiatement à l'enceinte épithélioïde. Dans quelques cas très rares, le parasite est enveloppé d'une ceinture de leucocytes nettement séparée de la deuxième zone, mais ces dispositions sont exceptionnelles; la cellule géante ovigère est un élément à peu près constant. Dans les cas les plus simples, elle est réduite à un liséré rouge ou jaune orangé, très étroit et parsemé de noyaux. Pour certaines directions de la coupe, elle prend la forme d'une gaine aux parois très minces et recouverte extérieurement d'un grand nombre de noyaux. La surface interne de la gaine n'est pas autre chose que l'empreinte laissée par l'œuf. Le plus ordinairement la cellule géante affecte la forme d'un diaphragme embrassant le parasite et dont le contour est déformé par des festons plus ou moins accentués. Quelquefois le diaphragme est formé par le rapprochement de deux ou trois cellules géantes. Par contre, on peut trouver une cellule géante simple contenant deux œufs. En ce qui touche la distribution des noyaux dans les *Riesenzellen* centrales, elle est loin d'être constante. Ils sont souvent périphériques et forment une couronne régulière, mais on les trouve aussi fréquemment disséminés irrégulièrement dans le protoplasma de la cellule.

Je dois insister maintenant sur certaines formes de cellules géantes qui nous aideront plus tard à déterminer leur origine et celle du follicule tout entier. En dehors du contour festonné de la cellule géante, on trouve quelquefois, d'un seul côté, une surface plus pâle et couverte de noyaux, ce qui laisse soupçonner que la cellule a la forme d'un cylindre qui a été coupé obliquement. Souvent la cellule géante offre la forme d'une raquette, d'une ellipse très allongée ou même d'un bloc cylindrique dont la surface est creusée de dépressions sphériques. Dans un cas fort heureux, j'ai pu voir un de ces blocs émettre un tronc très court répondant vraisemblablement à une division collatérale du vaisseau où il s'était formé. Toutes ces apparences, jointes à ce que nous savons de l'habitat des strongles, suffiraient à établir l'origine intravasculaire des *Riesenzellen* ovigères et des cellules épithélioïdes qui leur sont annexées. Mais poursuivons l'étude anatomique des pseudo-follicules avant d'insister sur leur pathogénie.

La zone moyenne est formée par le rapprochement de cellules épithélioïdes bien reconnaissables à leurs contours polyédriques et à leur coloration jaune orangé. Ces éléments irréguliers stratifiés sur trois ou quatre rangées forment une couche relativement très épaisse si on la compare à la zone correspondante des follicules vrais; mais une différence aussi superficielle ne suffit pas à détruire l'analogie de deux formations aussi voisines. Cette analogie se retrouve d'ailleurs dans l'arrangement des

éléments, qui affectent parfois une disposition radiée des
plus nettes et des plus élégantes. Enfin il n'est pas rare
de trouver dans cette zone moyenne des cellules géantes
dont l'origine sera examinée plus tard.

Quant à la zone périphérique, elle ne présente pas de
particularité digne d'être signalée, si ce n'est une tendance assez marquée à l'évolution fibreuse. Quant les follicules sont discrets, ils se développent plus librement et
acquièrent de plus grandes dimensions : la zone périphérique prend alors une grande importance et on peut la
voir s'étendre sur le tissu pulmonaire par un procédé
semblable à celui qui préside à l'extension des tubercules
vrais.

Telles sont les productions anatomiques qui se constituent sous l'influence irritative des œufs du *Strongylus
vasorum*. Nous avons maintenant à examiner le siège et
le mécanisme de leur formation.

Les apparences si nettes affectées par les cellules géantes
semblent bien entraîner la présomption que ces éléments
sont d'origine intravasculaire et que par suite le follicule
entier est le résultat d'une endovascularite. L'habitat des
vers adultes vient d'autre part donner une grande vrai-
semblance à cette hypothèse. Mais on pourrait soutenir
que les œufs pondus dans une grosse division de l'artère
pulmonaire et distribués dans le territoire vasculaire de
cette branche ne restent pas dans les artérioles et vont se
développer dans les vésicules. Il faut donc apporter sur
ce point des preuves directes tirées de l'état des vaisseaux
et de leurs relations avec les pseudo-follicules. Je dois
déclarer tout d'abord que ces relations sont exceptionnellement visibles. Cependant, en parcourant un grand

nombre de préparations, on finit par réunir un certain nombre de faits très démonstratifs. Il m'est arrivé de surprendre des œufs à l'intérieur même de petites arté- rioles à une ou deux rangées de fibres musculaires dans lesquelles ils étaient associés à des leucocytes et à des fragments fibrineux. Ce dernier fait laisse voir qu'il ne s'agit pas ici d'un accident heureux surprenant l'œuf en voie de migration. La coagulation intravasculaire doit arrêter le parasite et l'immobiliser dans l'artériole.

Mais voici des faits plus décisifs :

1° Un vaisseau dont les parois ne sont plus indiquées que par des traits rectilignes et parallèles et dont le trajet s'opère à travers un tissu de nouvelle formation contient un œuf comprimé par l'épithélium tuméfié ; à son extrémité il est partiellement pénétré par un follicule ovigère au niveau duquel le trajet du vaisseau devient insaisisable.

2° Une artériole à deux couches de fibres musculaires aboutit à un follicule. Au moment de l'aborder, ses parois s'écartent comme pour embrasser le follicule, au delà duquel le trajet primitif du vaisseau paraît indiqué par un cordon de cellules épithélioïdes. Nous trouvons ici un détail qui va nous expliquer la perméabilité relative du poumon malade aux injections colorantes. La lumière de l'artériole se poursuit à droite du follicule, sous la forme d'une fissure à parois épithéliales et que la mauvaise direc- tion de la coupe n'a pas permis de suivre bien loin ; il est permis de supposer qu'elle se continuait au delà du folli- cule et assurait la continuité du vaisseau en grande partie oblitéré. J'ai enfin rencontré des images non moins signi- ficatives présentant le caractère suivant : Un vaisseau comprimé entre plusieurs follicules et réduit à son épithélium se divise en deux branches et présente au niveau de sa division une grande dilatation occupée par un follicule. Celui-ci adhère à la place que devrait occuper l'éperon formé par la séparation des deux branches.

Ces heureuses rencontres suffisent à démontrer que les œufs s'arrêtent bien dans les artérioles et y sollicitent une endovascularite dont les produits amènent la destruction précoce des parois du vaisseau. Cette dernière circonstance obscurcit le phénomène, et il est assez difficile de faire la part des éléments du vaisseau dans l'édification nodulaire dont il est le siège. Cependant on peut soupçonner que l'endothélium contribue puissamment à former la zone épithélioïde dont les limites externes sont toujours dessinées de la manière la plus parfaite par un contour circulaire. La zone périphérique embryonnaire procède vraisemblablement de la gaine adventice considérablement dilatée et s'étend ensuite aux dépens des alvéoles voisins qui s'aplatissent et sont peu à peu annexés dans le processus.

Les *pseudo-follicules à type exogène* se trouvent exceptionnellement à côté des formations précédentes, mais prédominent dans certaines formes de strongylose auxquelles ils donnent des caractères propres. Ici les granulations sont beaucoup plus fines et plus discrètes. Elle se confondent plus ou moins à leur périphérie et dessinent un réseau fréquemment interrompu, dont les travées sont rendues moniliformes par les follicules parasitaires. Cette fusion des formations nodulaires suffirait à établir la physionomie propre de cette variété anatomique de strongylose, et si on voulait voir dans la structure même des follicules qui lui correspondent une forme préliminaire de la variété précédente, il suffirait de remarquer que, dans les autopsies que nous choisissons comme objet d'études, l'émigration des embryons était très avancée, car il se retrouvaient aussi bien dans la trachée et les grosses bronches que dans les alvéoles pulmonaires. La forme des nodules telle que nous allons la faire connaître est donc bien une forme définitive, un type particulier.

Les follicules très étroitement agglomérés présentent la composition classique déjà indiquée, sauf les particularités suivantes : La cellule géante centrale acquiert rarement les grandes dimensions que nous lui avons vues dans les follicules à type endogène. Elle se réduit souvent à de petits croissants très déliés imbriqués les uns sur les autres ou fondus en une ceinture continue.

La zone moyenne est formée de cellules épithélioïdes auxquelles s'associent en nombre variable des cellules embryonnaires. La zone périphérique, qui a les mêmes caractères histologiques que dans les nodules à type endogène, est moins bien délimitée au dehors, elle empiète irrégulièrement sur les parois alvéolaires ou pousse des bourgeons qui font saillie dans les alvéoles.

Quant aux faits qui prouvent que le processus s'est surtout déroulé en dehors des vaisseaux, ils sont très décisifs. A la place de la cellule géante centrale on trouve parfois l'épithélium vasculaire simplement tuméfié et embrassant un œuf non segmenté. D'autres fois on observe des pseudo-follicules dont *la cellule centrale ovigère est creusée d'une cavité en continuité directe avec un vaisseau que l'on peut suivre sur une certaine étendue.* Ces rapports des vaisseaux avec le centre du follicule sont d'ailleurs beaucoup plus fréquemment visibles dans cette

les œufs s'arrêtent dans les petites artérioles et y provoquent une dilatation anévrismale qui se complète par une
couronne épithélioïde ou une cellule géante. Les tuniques
externes dégénèrent et le tissu ambiant devient le siège
d'une prolifération qui complète les follicules.

La zone de prolifération des précédents follicules est,
en outre, remarquable par la sclérose qui l'envahit progressivement, et qui est d'autant plus marquée que les
follicules sont plus anciens.

Sur les préparations faites près de la plèvre, les cellules
épithélioïdes de la zone moyenne et de la zone périphérique sont séparées par une substance homogène qui se
colore en rose par le picro-carminate d'ammoniaque. La
substance fibreuse devient également abondante autour
des artérioles, qui sont enveloppées dans un manchon
fibreux très compact et très épais.

On doit voir dans ces faits une sorte de cicatrisation
des follicules, qui peuvent séjourner indéfiniment dans le
poumon sans dommage pour la santé de l'animal. Si on
remarque, d'autre part, que dans certains cas il devient
impossible de rencontrer des vers adultes à leur place de
prédilection, malgré les recherches les plus obstinées, on
pourra penser légitimement que la strongylose est une
affection spontanément curable.

L'embryon issu de l'œuf central des follicules manifeste
sa vitalité en se redressant et en accomplissant des mouvements qui bouleversent la zone centrale et en dispersent
les éléments. Aussi n'est-il pas rare de rencontrer des
follicules dont le centre est creusé d'une cavité à contours
déchiquetés. Parfois même, à certaines hauteurs du poumon, la plupart des follicules offrent cet aspect. La pré-

variété de strongylose que dans la première forme que nous avons d'abord fait connaître. Le fait saillant qui nous frappe dans les nodules à type exogène, c'est la continuité de la cavité ovulaire avec la lumière d'un petit vaisseau. On peut assister ainsi aux modifications progressives de l'épithélium, qui devient d'abord turgescent, puis au voisinage de la couche ovulaire se multiplie et va former autour de l'œuf soit une couronne de cellules épithélioïdes, soit une cellule géante résultant de la fusion de ces dernières. La prolifération épithéliale est d'ailleurs restreinte à quelques cellules épithélioïdes qui ne se multiplient jamais assez de manière à constituer une zone importante. Lorsque la coupe est passée en dehors de la cavité ovigère et a surpris le vaisseau avant qu'il ait subi des modifications trop graves, on en voit la section au centre du pseudo-follicule, et on constate que ses deux tuniques externes sont remplacées par une zone trouble centrale de coloration jaunâtre qui témoigne d'une dégénérescence particulière.

Nous retrouvons ici les précautions qui interviennent pour assurer la continuité de la circulation et j'en ai rencontré un exemple bien curieux.

Le vaisseau aboutit à une dilatation ampullaire où l'œuf est enveloppé d'une cellule géante en dehors de laquelle la lumière du vaisseau se continue par une fissure. L'artériole se reconstitue bientôt après pour aboutir à une deuxième cavité ovigère au delà de laquelle on ne peut plus le suivre. Ce genre d'artifices, qu'on ne peut que rarement surprendre, doit être général. On ne s'expliquerait pas autrement la persistance de la circulation.

En résumé, dans cette deuxième forme de strongylose,

sence de l'embryon déroulé et partiellement engagé dans la zone moyenne et la zone périphérique explique suffisamment ces apparences, qui répondent au départ des embryons.

Cependant ce phénomène n'est pas toujours le signal de la rétrogression des follicules, dont la zone périphérique vasculaire peut être envahie par de nouvelles générations d'œufs et devenir le point de départ de nouvelles formations nodulaires. Le phénomène le plus curieux que j'aie rencontré touchant l'évolution des follicules présente les caractères d'une régression dont le mécanisme est difficile à saisir.

Sur certains follicules simples, on voit faire irruption dans la cavité centrale une substance homogène, qui se colore en rose par le picro-carminate d'ammoniaque. Cette substance s'étend peu à peu dans la zone moyenne, dont les éléments sont frappés de mort et subissent une destruction progressive. Ce processus est particulièrement remarquable dans les nodules composés où les follicules, à peu près dépourvus de zone périphérique, se confondent plus ou moins par leurs zones moyennes. La substance homogène de tout à l'heure apparaît d'abord sous la forme d'un noyau central étoilé, dont les branches s'enfoncent entre les follicules élémentaires. Elle devient de plus en plus envahissante et atteint la couche périphérique du nodule en détruisant dans sa marche tout ce qui se trouve devant elle. Le nodule a perdu à ce moment sa complexité primitive résultant de la présence des follicules composants; il a les caractères d'une formation unique évoluant comme pourrait le faire un follicule simple. On y découvre trois zones : une zone centrale formée par la substance énigmatique déjà signalée, mais qui, se montrant ici avec des dimensions plus grandes, révèle de nouveaux détails. Elle est quelquefois grossièrement réticulaire et contient dans ses mailles un grand nombre de leucocytes faiblement colorés. Rarement on y trouve des œufs arrêtés dans leur développement et plus ou moins altérés. La zone moyenne, réduite à une très mince assise épithelioïde, est entamée sur beaucoup de points par une degénérescence qui amène la fusion de ses éléments en une substance jaunâtre d'apparence caséeuse. Cette zone moyenne est pénétrée par des cellules géantes qui viennent manifestement de la zone périphérique et dont quelques-unes portent des œufs de strongles.

Plus tard, les nodules se fusionnent de manière à former des cordons mouiliformes où l'altération est encore plus avancée. La zone périphérique, presque entièrement fibreuse, embrasse immédiatement la masse homogène centrale. Il ne reste comme traces de la zone moyenne que des traînées radiales de granulations graisseuses qui pénètrent la masse centrale, et quelquefois des cellules géantes en raquette, très déliées, qui, chose remarquable, n'ont pas été atteintes par la destruction.

Dans ses allures générales, ce processus reproduit les caractères d'un phénomène de régression. Mais il ne s'agit assurément pas d'un fait comparable à la dégénérescence caséeuse. Les réactions de la substance homogène centrale excluent cette idée. J'incline à penser qu'elle représente une forme particulière de fibrine, et je suis amené à cette hypothèse par la constatation du fait suivant : A la place du noyau central de cette substance, j'ai trouvé une fois une grande quantité de sang. Cette hémorragie était évidemment accidentelle, mais elle laisse croire à la possibilité d'une exsudation procédant de la zone périphérique, qui est très vasculaire, et capable d'amener progressivement, et par compression, la dégénérescence des nodules.

Parmi les cellules géantes d'origine endothéliale et formées aux dépens de l'endothélium vasculaire, il convient de donner une mention particulière à celles qui se développent dans cette variété de tuberculoses des os que MM. Kiener et Poulet[1] ont décrite sous le nom d'infiltration puriforme circonscrite

La tuberculisation débute ici par une sorte d'éruption de follicules élémentaires qui procèdent des petits vaisseaux de la moelle osseuse. L'endothélium de ces petits vaisseaux devient turgescent et se fusionne en une cellule géante qui en remplit la lumière et en amène l'oblitération. En même temps l'infiltration embryonnaire périphérique complète le follicule.

Il est intéressant de remarquer en passant que les *Riesenzellen* sont, dans ce cas particulier, les agents de l'oblitération vasculaire, de l'anémie et partant de la nécrose qui frappe bientôt le territoire osseux correspondant et entraîne avec elle toute cette série de faits anatomiques et cliniques qui préparent la disjonction et l'élimination du séquestre.

Nous aurons à rappeler ces faits, dont la production est probablement très fréquente dans les processus dégénératifs, et à en tenir compte quand il s'agira de fixer le rôle pathologique et la signification des *Riesenzellen*.

[1] Kiener et Poulet, *Archives de physiologie*, 1883.

Quoi qu'il en soit, les descriptions qui précèdent établissent péremptoirement l'existence d'une variété de cellules géantes provenant de la transformation des cellules endothéliales vasculaires.

c. CELLULES GÉANTES PROVENANT DE CELLULES ÉPITHÉLIALES

De ce côté les observations sont assez rares. Je n'ai pu recueillir dans la science que les constatations de Vincentics[1] et de Krauss[2].

Le premier a rencontré des *Riesenzellen* dans ces masses épithéliales connues sous le nom de chalazion et qui procèdent de l'inflammation des glandes de Meibomius. Krauss les a rencontrées dix fois sur sur soixantedix épithéliomas où il les a recherchées. Cette dernière observation paraît ne pas rentrer commodément dans la catégorie de faits que j'étudie dans ce paragraphe sous le titre : *Cellules géantes irritatives*. Il s'agit en effet dans les observations de Krauss de néoplasmes faisant partie de la grande classe des tumeurs et dont le caractère irritatif ou la parenté avec l'inflammation sont fort contestables. Je me garderai bien d'aborder ici, même incidemment, un point de doctrine si obscur et si délicat. Je me bornerai à une seule réflexion. En fait de néoformation, peut-on dire où finit le néoplasme pur et où commence

---

[1] Vincentics, *De la genèse du chalazion avec remarques sur l'origine épithéliale des cellules géantes*. Naples, 1875.

[2] *Études sur la formation des cellules géantes dans les produits épithéliaux (Archiv für path. Anat. und Phys.*, Bd. XCI).

l'inflammation ? Est-on bien sûr que l'irritation fasse
défaut dans les tumeurs les plus spéciales comme l'épithélioma? Je crois plutôt qu'on est assuré du contraire et je
n'en veux pour garant que les théories sur le rôle du
traumatisme dans le développement des tumeurs qui
s'accréditent de plus en plus aujourd'hui et dont Verneuil
s'est fait l'initiateur.

D'ailleurs, je ne saurais prétendre définir étroitement
les limites où on trouvera les deux grandes espèces de
Riesenzellen que je cherche à déterminer dans ce travail.
Il se peut qu'on rencontre des angioblastes néoplasiques
dans certains produits inflammatoires et des *Riesenzellen*
irritatives dans de purs néoplasmes. J'en ai trouvé pour
mon compte dans un sarcome de la dure-mère et dans un
chondrome sarcomateux que M. le docteur Jeannel
m'avait prié d'analyser. Cela ne suffirait certes pas à
identifier les deux espèces. Ce que je puis dire, c'est que
dans l'immense majorité des cas les cellules de la première espèce accompagnent une catégorie particulière de
tumeurs et que celles du second sont presque exclusivement propres aux processus inflammatoires. Je veux
insister enfin sur l'indécision qui préside aux limites des
tumeurs et des inflammations et sur cette communauté
de caractères qui établit la transition entre les deux processus : irritation provocatrice et prolifération cellulaire.
Ces deux circonstances contiennent toutes les conditions
du géantisme et il ne faut pas s'étonner de trouver de
pures cellules géantes irritatives là où les conditions
sont réunies comme dans l'épithélioma ou le sarcome.

Mais revenons aux cellules géantes irritatives d'origine épithéliale. A côté des exemples précédents je pour-

rais citer les cellules géantes qui se développent dans les alvéoles pulmonaires aux dépens des cellules épithéliales que j'ai le premier signalées et qui ont été revues depuis par Thaon. *(Biologie,* 1885.)

J'en ai signalé d'ailleurs dans la tuberculose du cheval et dans la zone de pneumonie interstitielle qui entoure et achève les tubercules de la morve chronique dans cette espèce, mais je n'en sais pas d'exemples plus remarquables ni de plus démonstratifs que celles qui se produisent dans la pneumonie catarrhale compacte provoquée chez le lapin par l'*Aspergillus glaucus.* Les cellules géantes intra-alvéolaires se produisent dans ces lésions avec une profusion incroyable et s'y offrent avec des caractères qui rendent très facile l'étude de leur mode de formation et de leurs rapports histogénétiques avec l'épithélium proliféré. Voici d'abord les caractères anatomiques de la pneumonie aspergillaire.

On se rappelle l'émoi causé par les résultats des recherches de Grawitz qui établissaient de nouveau l'instabilité physiologique des êtres inférieurs et montraient que, sous l'influence des milieux de culture, des champignons inoffensifs par eux-mêmes pouvaient acquérir dans des conditions nouvelles un surcroît d'activité qui les rendaient virulents. On sait aussi la grave méprise qui avait amené ces résultats merveilleux, et comment Grawitz avait attribué à l'*Aspergillus niger* les effets de l'*Aspergillus glaucus,* qui s'était peu à peu substitué à la première de ces mucédinées. En sorte que jusqu'ici la malléabilité des êtres inférieurs n'a pu se manifester que par la réduction de leur virulence.

Mais ce n'est pas ici le lieu de s'arrêter sur ces graves

questions de biologie générale et de pathogénie. La notion qui est résultée des expériences de Grawitz, reprises avec le plus grand succès par M. Kaufmann, c'est que les spores de l'*Aspergillus glaucus*, mises en suspension dans un liquide neutre et injectées dans la jugulaire du lapin, amènent dans les divers organes où elles s'arrêtent pour germer des désordres si étendus que les animaux succombent en quelques jours.

Les lésions du poumon sont particulièrement intéressantes en ce qu'elles ont avec les pneumonies tubercu-, leuses du lapin certaines ressemblances que va montrer la description suivante :

L'observation miscroscopique révèle dans les foyers inflammatoires les détails suivants : et d'abord les lésions sont des îlots de pneumonie. En quelques points, cette pneumonie est nettement interstitielle et formée de cellules épithélioïdes. Sur cette trame fondamentale, on aperçoit de nombreux alvéoles à épithélium cubique, et dans lesquels on trouve aussi de grosses cellules épithélioïdes polyédriques, mais moins serrées que dans la trame interstitielle. Détail très important, on trouve des groupes d'alvéoles remplis par des masses jaunâtres, granuleuses, sans organisation et affectant tous les autres caractères de la substance caséeuse. Il s'agit évidemment ici d'un processus analogue à celui qui caractérise la tuberculose du lapin, c'est-à-dire d'une évolution inflammatoire, lente, provoquée par un agent dont l'action irritante, continue et modérée, amène la formation des cellules épithélioïdes et la dégénérescence caséeuse des produits intra-alvéolaires. Le critérium de ces sortes de processus se retrouve encore dans les cellules géantes qui atteignent dans cette forme de pneumonie des dimensions colossales. Elles se trouvent particulièrement à la limite des foyers inflam- matoires, en des points où les parois alvéolaires épaissies et revêtues d'un épithélium turgescent n'ont pas encore été englobées dans la pneumonie interstitielle. Les *Riesen- zellen* occupent nettement la cavité des alvéoles, et sou- vent elles sont entourées de cellules épithélioïdes qui com- plètent le follicule. En bien des points, l'inflammation affecte la forme d'une pneumonie épithéliale, avec cette circonstance que les cellules issues de la prolifération sont très nombreuses, polyédriques par pression réci- proque et colorées en jaune orangé par le picro-carmi- nate d'ammoniaque. La prolifération est assez abondante pour étouffer les parois alvéolaires, qui s'amincissent, s'interrompent et ne laissent que des vestiges sous la forme de cordons épithéliaux terminés en pointe aiguë ou renflés comme un bourgeon.

Entre ces nappes de pneumonie compacte, interstitielle ou alvéolaire, on retrouve les lésions de la pneumonie catarrhale franche, dont les produits passent dans les bronches. Ici, cette inflammation a la même valeur que dans la tuberculose ; elle constitue une lésion secondaire, développée au contact et sous l'influence de la pneumonie spécifique.

La spécificité s'accuse d'ailleurs par la présence des agents irritants qui occupent soit l'intérieur des alvéoles, soit l'épaisseur des cellules géantes. Dans tous les cas, ils affectent la forme de rosaces ou d'étoiles, dont les branches très courtes, jaunes, réfringentes, sont renflées à l'extré- mité libre et effilées à l'extrémité adhérente. Lorsque ces groupes filamenteux sont incorporés dans une cellule géante, ils réalisent un ensemble en tout comparable à ceux qu'on trouve dans l'actinomycose à forme tuberculeuse.

On peut résumer ainsi les effets de la pénétration dans les vaisseaux du poumon des spores de l'*Aspergillus glaucus*.

Les spores sortent des vaisseaux (cette évasion entraîne quelquefois des hémorragies assez étendues) et tombent dans les alvéoles pour y germer. Là, elles provoquent une inflammation compacte qui procède soit de l'épithélium, soit des parois de l'alvéole, et se manifeste par une accumulation abondante de cellules épithélioïdes et la formation de cellules géantes. La caséification intervient ensuite et frappe les produits intra-alvéolaires. Ces pneumonies spécifiques provoquent autour d'elles l'apparition de la pneumonie catarrhale franche.

On ne saurait méconnaître l'analogie de ces faits avec ceux qui se rattachent aux pneumonies spécifiques de la deuxième période de la phtisie chez le lapin, et si les ressemblances anatomiques autorisent des rapprochements étiologiques, on a le droit de penser que les pneumonies interstitielles caséeuses du lapin sont dues à la dispersion des bacilles dans les alvéoles, de la même façon que les pneumonies aspergillaires sont dues à la pénétration des spores de l'*Aspergillus* dans ces mêmes alvéoles. La possibilité du développement direct des pneumonies indépendantes, sous l'action immédiate de l'agent virulent de la tuberculose, devient ainsi plus facilement acceptable.

Cette description suffit à montrer la réalité des cellules géantes d'origine épithéliale dans un processus nettement inflammatoire. Nous les reprendrons bientôt pour y rechercher l'un des modes de production des *Riesenzellen* (par hyperplasie nucléaire) et la signification de l'arrangement des noyaux qui est tantôt coronaire tantôt diffus.

Il nous reste avant d'aborder cette question qui importe tant à la détermination de la valeur biologique des cellules géantes, à examiner si les leucocytes n'interviennent pas en certains cas dans l'évolution du géantisme.

d. CELLULES GÉANTES PROVENANT DE LA FUSION DES LEUCOCYTES

Jacobson[1], qui a le plus contribué à montrer la banalité des cellules géantes en établissant leur existence dans les granulations des plaies de bonne nature, les considère comme le résultat de l'accumulation et de l'agrégation des globules blancs du sang.

Quoique je sois arrivé moi-même par voie d'exclusion à expliquer ainsi l'origine des cellules géantes intravasculaires que j'ai décrites dans les produits de la cirrhose veineuse du lapin, je ne puis m'empêcher de rester néanmoins fort incertain sur ce point. L'endothélium des vaisseaux qui, dans mon observation, contenaient les *Riesenzellen* était parfaitement normal et ne paraissait avoir aucun rapport histogénétique avec la cellule géante qu'il embrassait. J'en ai conclu que cette dernière ne pouvait provenir de l'endothélium et, par exclusion je ne

---

[1] A. Jacobson, *Sur la présence des cellules géantes dans les granulations de bonne nature des plaies des parties molles de l'homme (Archiv für path. Anat. und Phys.*, t. XLV, 1875).

pouvais faire intervenir que les leucocytes ; mais d'une part je n'ai pas vu directement ces éléments autour des cellules géantes, et d'autre part ces dernières pouvaient être fournies déjà depuis longtemps et la prolifération endothéliale à laquelle on aurait songé à les rattacher pouvait s'être apaisée. Quant aux observations de Jacobson, elles ne parviennent pas à me convaincre sans réserve. Il n'est pas encore démontré que les leucocytes émigrés des vaisseaux puissent par leur prolifération contribuer aux néoformations inflammatoires, et je possède des faits d'expérience, sur lesquels j'aurai à m'arrêter bientôt, qui paraissent les exclure entièrement du mouvement prolifératif. Enfin, dans des cas où j'ai vu les leucocytes s'accumuler, je n'ai jamais vu se produire de cellules géantes procédant de leur intervention. Après une irritation expérimentale portée par exemple sur le péritoine du lapin par une injection de poudre de lycopode, on peut surprendre dès les premiers moments, dans l'épiploon, une leucocytose et une diapédèse extrêmement abondantes. Mais ce n'est là qu'un épisode initial qui rétrograde bientôt pour faire place au mouvement d'hypertrophie et de prolifération qui commence et s'épuise dans les cellules conjonctives. Ce n'est qu'à ce moment que l'on voit se produire les cellules géantes et les leucocytes disparus ne prennent certainement aucune part à leur développement. On a vu plus haut que lorsque les pseudo-tubercules de la strongylose contiennent au centre des leucocytes, la cellule géante fait défaut.

J'ai tenté d'amener expérimentalement la production des *Riesenzellen* dans les vaisseaux pulmonaires de la grenouille. Les résultats que j'ai obtenus plaident contre les leucocytes. Je vais décrire en détail la technique que j'ai adoptée, parce que je la crois nouvelle et qu'elle pourrait sevir à des recherches d'un autre ordre. Le problème était d'amener l'introduction des grains de lycopode dans les vaisseaux pulmonaires de la grenouille; il ne fallait pas songer à une injection directe, mais je m'assure dans une première tentative que les grains introduits dans les sacs lymphatiques ne tardent pas à passer dans les veines et s'arrêtent dans les vaisseaux du poumon. Examinée à l'aide de l'appareil de Holmgren, la circulation pulmonaire offre le beau spectacle que l'on sait et j'y surprends çà et là quelques grains de lycopode. En possession d'une méthode sur laquelle je puis compter, j'entreprends une série d'expériences qui témoignent de l'incapacité des leucocytes à proliférer malgré la provocation d'un corps étranger.

1° Le 20 novembre 1885, j'injecte 1 centimètre cube d'une solution neutre tenant en suspension une masse de grains de lycopode dans le sac retropéritonéal d'une grenouille. Le 22 novembre, je la place sur l'appareil de Holmgren pour examiner la circulation du poumon. Les grains de lycopode ont pénétré dans les vaisseaux sanguins en très grande abondance. Arrêtés surtout dans les artérioles alvéolaires qui précèdent immédiatement les capillaires, quelques-uns sont engagés dans ces derniers vaisseaux. A de forts grossissements on les voit souvent assaillis par un grand nombre de leucocytes ou plongés dans une masse granuleuse homogène et non nucléée manifestement constituée par de la fibrine. La circulation est interrompue dans les vaisseaux occupés par les grains. Le sang forme une colonne homogène et immobile fragmentée au niveau des grains par l'interposition de la masse de leucocytes qui les enveloppent. La grenouille est remise dans sa cage. Je la reprends quelque temps après. Les grains de lycopode sont devenus plus nombreux, ce qui prouve que la pénétration continue. Je retrouve ceux que j'avais déjà vus à la même place et je les distingue bien des nouveaux arrivés. Ils sont disséminés dans tous les ordres de vaisseaux, sauf dans les veines. En un certain point, j'en compte dix accumulés en série qui ont amené la thrombose jusqu'à la première anastomose. Les autres sont dans les artérioles intra-alvéolaires ou même dans les capillaires isolés en série de deux ou trois séparées par de faibles intervalles. Je ne distingue encore autour des grains de lycopode que des hématies et surtout des leuco-cytes. Je tente de conserver les faits que j'ai sous les yeux dans des préparations persistantes et j'y réussis par le procédé suivant : Les peumons sont insufflés et rapidement desséchés, soit à l'étuve à 35° ou 40°, soit, ce qui vaut mieux, à l'air libre où on les laisse séjourner jusqu'au lendemain.

L'organe insufflé et desséché a la forme et la grosseur d'un petit œuf de pigeon; il est placé sur une lame porte-objet qu'on a imprégnée au préalable de vapeur d'eau en soufflant dessus. Cette faible humidité suffit à établir l'adhérence du poumon sur une petite surface. Grâce à cette fixité relative, on peut le couper en deux par une incision méridienne et parallèle à la lame porte-objet. La calotte supérieure est mise à part pour être ultérieurement employée à une deuxième préparation. La calotte restée adhérente est découpée par quatre incisions équidistantes qui s'arrêtent à une certaine distance du centre. On étale les quatre lambeaux en s'aidant d'une aiguille qui les incline vers la lame et exhalant de la vapeur d'eau qui en détermine l'application et l'adhérence. La calotte, complètement développée, figure une croix de Malte qu'on fixe définitivement par l'application et l'étalement de paraffine à l'extrémité de chaque branche de la croix. Mais, dans les manœuvres qui précèdent, on a emprisonné sous la membrane pulmonaire un grand nombre de bulles d'air dont il importe de se débarrasser. Il suffit de plonger la préparation dans l'eau en l'inclinant. Les bulles se détachent en grande partie toutes seules, mais il faut achever l'expulsion en promenant doucement un pinceau à la surface de la préparation. Ce procédé a malheureusement pour effet de chasser l'épithélium alvéolaire, et quoique cela n'ait pas d'inconvénients pour mes recherches actuelles, je me suis attaché à le conserver. J'y parviens en détachant l'une des branches de la croix que je soulève légèrement. La membrane pulmonaire reste attachée par les trois autres branches, mais s'écarte suffisamment de la lame porte-objet pour laisser émerger les bulles d'air sans qu'il soit nécessaire d'user du pinceau. Rien n'est plus simple ensuite que de fixer à nouveau la branche détachée et d'appliquer sur la préparation les réactifs colorants et de la monter dans la glycérine. J'ai obtenu de fort belles préparations soit par le picro-carmin, soit et surtout par l'addition successive de l'éosine et de l'hématoxyline. La sélection est fort nette : le corps des hématies est coloré en rouge clair par l'éosine, le noyau en bleu foncé, celui des capillaires en bleu pâle.

J'ai reproduit souvent des observations de ce genre sans constater jamais autre chose que l'accumulation de leucocytes autour des grains de lycopode, mais jamais je ne les ai vus s'agréger en cellules géantes.

Dans une deuxième série, j'ai laissé s'écouler de huit à dix-sept jours entre l'injection et l'examen du poumon. Les vaisseaux de cet organe sont criblés de grains de lycopode qui n'ont pas eu d'autre effet que dans les séries précédentes où ils ne séjournaient que vingt-quatre ou quarante-huit heures. En somme, de tout ce j'ai vu, soit sur le lapin, soit sur la grenouille, je suis fort enclin à conclure que les leucocytes sont incapables de proliférer dans les processus inflammatoires et ne sauraient dès lors contribuer à la formation des cellules géantes.

La revue qui précède nous a permis de constater que celles-ci peuvent procéder et procèdent : 1° des cellules conjonctives ; 2° des cellules endothéliales des séreuses ; 3° des cellules endothéliales des vaisseaux ; 4° des cellules épithéliales glandulaires ; 5° des cellules épithéliales de revêtement, c'est-à-dire, en un mot, des éléments anatomiques que l'on a coutume de voir proliférer dans les processus inflammatoires, et il est légitime de prévoir qu'on pourra plus tard formuler sans restriction cette loi par l'indication de laquelle j'inaugurais ce chapitre : Tous les éléments capables de proliférer dans les processus inflammatoires peuvent produire des cellules géantes.

Il nous reste à examiner maintenant le ou les modes par lesquels les cellules géantes dérivent des cellules banales qui leur donnent naissance.

PROPRIÉTÉS PHYSIOLOGIQUES DES CELLULES GÉANTES

MODE DE FORMATION DES CELLULES GÉANTES

Deux théories sont en présence : les uns affirment qu'elles se constituent par fusion de cellules préexistantes ; les autres, par une prolifération nucléaire et une hypertrophie du protoplasma.

A la première théorie se rattachent Weiss [1], Aufrecht [2], Ziegler [3]. Ils appuient leurs assertions sur ce qu'ils ont vu dans l'étude expérimentale du développement des cellules géantes.

Brodowsky [4], Colomiatti [5], professent la seconde.

J. Arnold [6], après avoir admis exclusivement la formation par fusion, a reconnu, depuis ses premiers travaux, que les cellules géantes peuvent se former indifféremment par l'un et l'autre mode.

La formation par hypertrophie nucléaire lui paraît être la règle pour les cellules géantes qu'on trouve dans les tumeurs. Dans celles de la scrofulose et de la tuberculose les deux modes coexistent.

Je ne puis que confirmer les assertions de Julius Arnold et apporter à l'appui de sa théorie éclectique les observa-

---

[1] *Loc. cit.*

[2] *Loc. cit.*

[3] E. Ziegler, *Recherches expérimentales sur l'origine des éléments du tubercule, principalement dans ses rapports avec l'histogenèse des cellules géantes.*

[4] *Loc. cit.*

[5] *Loc. cit.*

[6] Julius Arnold, *Ueber Kerntheilung und vielkernige Zellen : Division nucléaire et cellules à plusieurs noyaux (Archiv für path. An. und Phys.*, Bd. XCVIII, 1885).

tions que j'ai eu l'occasion de faire sur le développement des cellules géantes. Tous les cas ne sont pas également instructifs ; je n'ai pas vu de meilleur objet d'étude pour la formation par fusion, que les cellules géantes intravasculaires de la strongylose, et les deux procédés se montrent on ne peut plus clairement dans les *Riesenzellen* irritatives de la pneumonie aspergillaire. J'ai raconté plus haut comment la présence d'un œuf de strongle dans une artériole provoque l'endothélium qui se tuméfie, prolifère et donne des cellules épithélioïdes qui se groupent autour de l'œuf, s'y agrègent et forment un véritable symplaste cellulaire.

J'ai rarement vu un processus aussi clair dans la tuberculose vraie ou les nombreuses fausses tuberculoses que j'ai pu observer.

Dans la pneumonie aspergillaire, je le répète, les deux modes s'associent. La formation par hyperplasie y est particulièrement évidente, car on voit tous les intermédiaires entre les grosses cellules achevées et les cellules épithélioïdes d'où elles procèdent ; il est dès lors possible de reconstituer toute l'évolution d'une *Riesenzelle*. Le noyau d'abord simple se multiplie et à sa place on en voit deux, quatre, huit pressés au centre de l'élément. Bientôt il devient difficile de les compter, mais la prolifération continue ; on en voit en forme de bissac et quelquefois même sous cet état qui les fait dire noyaux bourgeonnants ; en même temps le corps de la cellule s'agrandit et pendant que la prolifération nucléaire continue au centre, on en voit qui émigrent à la périphérie et s'y disposent en couronne sur les bords de la cellule. Sur les plus grosses *Riesenzellen* (240 à 250), on ne trouve plus de noyaux au centre, ils sont tous sur la circonférence où ils forment une bordure très compacte, très régulière et parfois d'une extrême élégance.

.J'ai dit implicitement le sens qu'il faut attribuer à l'arrangement marginal ou diffus des noyaux sur lequel les observateurs sont restés fort incertains et à propos duquel je suis demeuré moi-même longtemps fort perplexe.

L'arrangement coronaire des noyaux marque l'achèvement de la cellule géante et probablement la fin de la prolifération nucléaire. Nous retrouverons des faits semblables chez les cellules géantes normales. Sur les mêmes préparations on peut assister à la formation par fusion, car il est assez fréquent de voir de petites cellules géantes pourvues deux ou quatre noyaux s'annexer une ou deux cellules épithélioïdes voisines formées dans le même alvéole.

La formation des *Riesenzellen* est également très facile à saisir au cours de la période de prolifération dans les inflammations expérimentales que l'on détermine dans l'épiploon du lapin par des injections intrapéritonéales de poudre de lycopode. Si l'autopsie est faite à un moment favorable, on peut surprendre le mouvement qui fait sortir les *Riesenzellen* des cellules conjonctives de nouvelle formation. C'est manifestement une prolifération nucléaire augmentant progressivement le nombre des noyaux. Il en résulte tout d'abord de petites cellules géantes déjà chimiquement spécialisées par la coloration jaune orangé que leur donne le picro-carmin, et disposées en nombre variable autour des grains de lycopode. Les cellules géantes qui embrassent entièrement le grain de lycopode dans un pseudo-follicule tuberculeux pourraient bien se constituer ensuite par la fusion de ces petites cellules géantes, mais d'autre part certaines images laissent penser que le même élément peut à lui seul suffire à l'enveloppement d'une spore, car on peut en voir quelques-unes dont la masse principale accumulée à côté de la spore se prolonge autour d'elle par deux prolongements fort déliés qui l'embrassent et figurent une bague avec son chaton.

La formation des *Riesenzellen* par hyperplasie nucléaire et hypertrophie du protoplasma peut d'ailleurs s'observer en dehors de l'influence immédiate et du contact des grains de lycopode, et il est possible de surprendre dans la foule des cellules nouvelles issues de la prolifération inflammatoire toutes les formes intermédiaire qui les amènent à l'état de *Riesenzellen*.

La genèse des cellules géantes n'est pas moins évidente dans le tissu de granulation qui forme les masses tuberculeuses pleurales en relief dans la cavité thoracique des bœufs phtisiques. Je ne saurais trop recommander un pareil objet d'étude, d'abord parce qu'il est fort banal, ensuite parce qu'on y voit clairement un grand nombre de détails touchant aux cellules géantes et aux cellules épithélioïdes.

Les tubercules pleuraux du bœuf sont, en effet, constitués par une agglomération de follicules élémentaires, associés en petits lobules par des ceintures fibreuses. Ces follicules sont formés de cellules géantes et de cellules épithélioïdes, dont l'arrangement est loin d'affecter la régularité classique. On ne découvre pas ici cette ordonnance des cellules épithélioïdes autour de la *Riesenzelle* centrale. Les cellules géantes sont parfois aussi nombreuses que les cellules épithélioïdes auxquelles elles sont associées par de nombreux prolongements protoplasmiques et avec lesquelles elles forment ainsi un tout

continu[1]. Entre ces deux espèces d'éléments on saisit nette -
ment toutes les formes intermédiaires, on assiste aux progrès de la prolifération nucléaire et on demeure convaincu
que les *Riesenzellen* ne sont pas autre chose que des
cellules épithélioïdes dans lesquelles l'effort de prolifération s'est épuisé sur le noyau et se borne pour le corps de
la cellule à une simple hypertrophie. La prolifération
nucléaire a d'ailleurs ici une physionomie particulière : elle
manque d'uniformité en ce sens que beaucoup de noyaux
sont en retard ou échappent peut-être au mouvement
néoformateur et se distinguent par leur grand volume
de ceux qui viennent de se diviser. Ils en diffèrent encore
par la forme qui est elliptique, les noyaux récents étant
très nettement sphériques. Je n'ai jamais vu ailleurs cette
sorte de polymorphisme nucléaire.

Quant à l'arrangement des noyaux, il est fort divers
et fort irrégulier. Ils ont comme toujours une tendance
manifeste à prendre une disposition marginale, mais la
bordure nucléaire est rarement complète. Beaucoup restent au centre, d'autres s'accumulent à la base des prolongements protoplasmiques et y subissent un véritable
étirement qui les rend fusiformes.

Cette diversité dans l'arrangement des noyaux me paraît
traduire ici la ductilité du protoplasma des *Riesenzellen*,
et les changements de forme que ces éléments subissent
pour s'accommoder aux variations que leur impose le
mouvement de néoformation dans lequel ils sont engagés.

---

[1] Ces relations anastomotiques des cellules géantes avec les cellules épithélioïdes ont déjà été décrites par M le Dr Chandelux dans sa belle étude sur les
synovites fongueuses : *Des synovites fongueuses, articulaires et tendineuses,* par M. A. Chandelux. Thèse d'agrégation, 1883.

Quoi qu'il en soit, la dérivation des cellules géantes est ici on ne peut plus claire. Ce sont des cellules épithélioïdes dans lesquelles la prolifération a subi une déviation spéciale, un affaiblissement ou une exagération.

D'autre part, aux limites des masses folliculaires et au voisinage des tractus conjonctifs qui les embrassent, on peut assister aux changements progressifs qui transforment les cellules conjonctives en cellules épithélioïdes. La spécialisation est lentement progressive, et on ne saurait douter que les cellules géantes ne soient des cellules conjonctives défigurées par les troubles de l'irritation nutritive qui accompagne ici et ailleurs la prolifération inflammatoire.

Les cellules issues par fusion et par multiplication nucléaire dans les processus différents ou dans le même processus peuvent-elles passer pour identiques ? Les *Riesenzellen* formées par fusion possèdent-elles au même titre que les autres l'individualité et les propriétés générales de la cellule ? Il ne saurait y avoir de doute à cet égard, car une fois constituées par fusion, les cellules géantes grandissent pour leur propre compte et la prolifération nucléaire peut s'y produire et s'y produit au point que sur certaines d'entre elles on constate en même temps que des signes d'annexion et de fusion des cellules voisines les signes non moins clairs de la multiplication des noyaux.

Ainsi donc, comme l'avait déjà pressenti Arnold, la différence des procédés dans la formation des cellules géantes irritatives ne signifie rien et ne saurait différencier deux espèces d'éléments, puisque les unes se ramènent aux autres par l'hyperplasie nucléaire qui leur est commune et qui en fait le trait dominateur et caractéristique.

Nous venons d'assister à l'origine et au mode de formation des *Riesenzellen* irritatives. Le moment serait peut-être venu de chercher la valeur de ces faits au point de vue tératologique, et par conséquent d'assigner aux cellules géantes leur véritable place dans la série des éléments anatomiques. Mais c'est là une question d'un caractère très général qui trouvera mieux sa place à la fin de ce travail, et que nous résoudrons d'autant mieux à ce moment que nous connaîtrons mieux toutes les propriétés des cellules géantes pathologiques et que nous aurons appris à connaître leurs équivalents normaux.

IRRITABILITÉ, INDIVIDUALITÉ DES CELLULES GÉANTES

On ne saurait mettre en doute l'individualité et la vitalité des *Riesenzellen*. Il est vrai qu'elles ont parfois une fragilité et une instabilité qui les dispose à la dégénérescence et qui pourrait faire douter de leur vitalité. Il est vrai encore qu'elles ont une plasticité et une ductilité qui les subordonnent souvent soit à la forme et au volume des corps étrangers qui en amènent la production, soit aux espaces préétablis dans lesquels elles semblent se mouler (vaisseaux, mailles de l'épiploon, alvéoles pulmonaires). Enfin elles peuvent se former par fusion.

En résumé, origine accidentelle, formation par fusion, subordination à un espace préexistant, caducité manifeste en bien des cas, tels sont les caractères que l'on rencontre dans bien des cellules géantes, et qui pourraient faire soupçonner l'énergie de leur vitalité et de leur individualité. Ces caractères m'avaient beaucoup frappé autrefois, au point que je concluais volontiers par une négation qui dépouillait les cellules géantes de tout ce qui fait un être cellulaire, un individu élémentaire. Je n'avais pas assez vu les détails qui infirment une pareille conclusion, tels que l'hyperplasie nucléaire et l'arrangement souvent fort irrégulier des noyaux qui témoignent des mouve - ments sarcodiques exécutés dans le protoplasma sous l'in - fluence de la vie. Je méconnaissais l'affinité des cellules géantes pour les matières colorantes après l'action dur- cissante de l'alcool, leur indépendance relative à l'égard des corps étrangers provocateurs et des espaces préfor- més pour celles qui se forment d'emblée en dehors de tout contact direct avec l'épine irritante et se développent au milieu des cellules banales voisines en dehors de toute enceinte modelante et limitante.

J'ai souhaité obtenir sur l'irritabilité et la vitalité des cellules géantes une démonstration directe, et voici le dis- positif que j'ai adopté.

Un lapin qui, douze jours auparavant, avait reçu une injection intra - péritonéale de poudre de lycopode, est disposé et immobilisé auprès du microscope par une con- tention toute mécanique (j'ai dû renoncer au curare à cause des complications apportées par l'obligation de pra- tiquer la respiration artificielle). J'étale le mésentère sur la platine chauffante à 38° et je choisis pour l'observa- tion une granulation pseudo-tuberculeuse fort simple, puisqu'elle se réduit à une cellule géante unique. J'en prends les contours à la chambre claire de dix en dix minutes. En une heure je n'observe pas de modification sensible. Je reprends les contours après avoir traversé la préparation par un courant induit d'une durée de 10″

(petite bobine de Ranvier, moitié bobine). Ils sont semblables à ceux que j'ai obtenus jusqu'ici.

J'embrasse l'anse intestinale correspondante dans une anse de fil que je noue sans constriction et qui me servira de point de repère. Cela fait, l'animal est mis en liberté à 1 h. 45. A 5 heures je reprends mon observation. Je retrouve facilement le groupe de granulations et il ne me paraît pas que les contours de la cellule géante aient été modifiés.

Le lendemain, 2 février, l'animal n'est pas mort, mais j'essaye vainement de retrouver la cellule géante dont j'avais pris si souvent les contours la veille. Le mésentère vivant étant bien établi sur une lamelle et reposant sur la platine chauffante, je place une goutte de picro-carmin sur un groupe quelconque de granulations, et, après avoir recouvert d'une lamelle, j'examine. Les cellules géantes, comme tous les autres éléments vivants, restent indéfiniment réfractaires à la coloration. Apres dix minutes d'attente, je replace le mésentère dans l'abdomen et je remets l'animal en liberté.

J'ai reproduit deux autres fois, avec les mêmes résultats, l'observation qui précède. Ainsi les cellules géantes développées dans l'épiploon du lapin, au contact d'un corps étranger, ne manifestent pas spontanément leur irritabilité à la façon des leucocytes et restent immobiles sous l'excitation électrique. Mais, en cela, elles ressemblent à la plupart des éléments anatomiques dont la contractilité reste latente, comme les cellules conjonctives, par exemple, que j'ai pu observer au cours de recherches semblables à la précédente et dont les contours sont restés immuables. On ne saurait donc inférer de l'immobilité des cellules géantes qu'elles sont dépourvues d'irritabilité et de vitalité. Leur résistance à la pénétration des matiè-res colorantes est un caractère du protoplasma vivant et prouve qu'elles sont vivantes.

Ces observations laissent entières les constatations éta-blissant la fragilité et la caducité de certaines cellules géantes et la plasticité qui les subordonne si souvent à la forme du corps étranger provocateur ou d'un espace préé-tabli. Sur tous ces points je rappellerai surtout les belles études de Kiener[1] sur les *Riesenzellen* intravasculaires qu'il a étudiées dans la tuberculose des séreuses et qu'il a représentées comme des éléments sans définition volu-métrique et frappés d'emblée de dégénérescence vitreuse, et les observations de Weiss[2] qui, dans ses recherches expérimentales, a toujours vu les *Riesenzellen* arrêtées par la dégénéscence.

J'ai fait les observations du même ordre sur les cellules géantes intravasculaires de la strongylose qui ont une tendance si manifeste à reproduire l'empreinte du vais-seau qui les embrasse et une disposition si marquée à la dégénérescence.

Cette fragilité se retrouve fréquemment, comme on sait, dans les cellules géantes de la tuberculose, au point qu'elles semblent être les avant-coureurs de la caséification. Je l'ai constatée d'autre part dans la pneumonie aspergillaire où on les voit souvent transformées en un bloc caséeux au milieu de leur cortège épithélioïde resté indemne. J'en montrerai plus tard un très remarquable exemple sur des

[1] *Loc. cit.*
[2] *Loc. cit.*

Riesenzellen irritatives normales de la caduque placentaire qui, par leur origine, leur mode de formation, les
circonstances générales de leur développement et de leur
destinée sont les homologues indiscutables de l'espèce que
j'étudie en ce moment. Pour résumer les acquisitions
que nous avons recueillies jusqu'ici sur les cellules géantes
irritatives : ce sont des cellules multinucléées à corps
plein et dépourvu de vacuoles dont la taille dépasse celle
des éléments formés en même temps qu'elles, mais dont les
limites de grandeur ne sont pas nettement définies.

Elles se produisent au cours des processus irritatifs
à marche lente par hyperplasie nucléaire et annexion de
cellules voisines.

Elles ont une individualité molle et une vitalité médiocre.

Leur instabilité les expose fréquemment à la dégénérescence.

Nous pouvons maintenant aborder franchement l'étude
des attributions fonctionnelles dont on les a investies.

FONCTIONS DES CELLULES GÉANTES

DES CELLULES GÉANTES, CONSIDÉRÉES COMME AGENTS DE RÉSORPTION

Nous n'avons à compter ici, d'ailleurs, qu'avec l'hypothèse qui considère les *Riesenzellen* irritatives comme des
lules vaso-formatives et partant comme des agents de
résorption. Nous avons signalé sur ce point l'opinion très
nette de Brodowsky[1], les timidités de Malassez et Monod,

---

[1] *Loc. cit.*

les affirmations très explicites d'Aufrecht[1]. Nous avons
aussi à compter avec l'opinion de Waldeyer[2] et de Langhans[3]. Je ne parle pas des assertions de Ponfick, de
Kœlliker et de ceux qui les ont suivis, parce qu'il s'agit
ici de myéloplaxes des os ou d'angioblastes nettement
définis comme ceux de Malassez et Monod.

Mais en nous tenant aux affirmations émises par les auteurs du premier groupe, nous nous trouvons en présence
d'une théorie qui prétend assimiler toutes les *Riesenzellen*, et, par conséquent les cellules irritatives, aux cellules
angioplastiques et en faire, par corrélation, des agents
de résorption.

Il y a là une double assimilation, assimilation anatomique et physiologique que nous sommes en mesure de
discuter et de combatre.

Les caractères des *Riesenzellen* irritatives, tels qu'ils
se dégagent de l'étude précédente et tels que nous les
avons sommairement résumés, infirment l'assimilation
anatomique. Les *Riesenzellen* irritatives ne présentent
jamais des vacuoles contenant des globules sanguins. Or
ce caractère serait le seul démonstratif. Une cellule géante
développée à l'intérieur d'un vaisseau, enchâssée dans une
maille de l'épiploon ou dans une alvéole pulmonaire et
limitée dans tous ces cas par des contours simples et bien
définis sans prolongements, ne saurait faire partie d'un
processus vaso-formatif. Il n'y a aucune bonne raison

---

[1] *Loc. cit.*

[2] Waldeyer, *Canstatt's Jaresbericht*, 5, 1872.

[3] Langhans, *Beobachtungen über Resorption der extravasate und pig-
ment. Bildungen in derselben (Virchow's Archiv*, t. XLIX, 1869).

pour le croire et il·y en a beaucoup pour ne pas le croire. On a pu montrer des relations suspectes des cellules géantes avec les vaisseaux dans les tumeurs à myéloplaxes ou des formations analogues, mais je ne sache pas que la chose ait jamais été faite pour les cellules géantes irritatives développées dans la tuberculose ou tout autre processus irritatif. Dans la fausse tuberculose lycopodique, où on peut étudier à loisir les cellules géantes irritatives, l'indépendance de ces éléments à l'égard de la circulation si nette de l'épiploon est on ne peut plus évidente.

Il en est de même pour les cellules géantes développées dans les espaces préformés comme les vaisseaux, les mailles de l'épiploon ou les alvéoles pulmonaires. Les cellules géantes intravasculaires et dérivées de l'endothélium peuvent troubler la circulation, mais ne sauraient contribuer à agrandir le réseau qu'elles interrompent. Quant aux autres, outre que certainement elles ne sont pas placées sur le trajet d'un réseau capillaire en voie de formation, puisqu'elles occupent des cavités naturelles, il est bien évident qu'on ne saurait y soupçonner *a priori* une tendance vaso-formative qui ne se dénonce par aucun caractère et dont la réalisation serait impossible et absurde. On ne conçoit pas un processus vaso-formatif intra-alvéolaire.

La présence des prolongements que l'on trouve à la surface des cellules géantes irritatives pourrait être considérée comme caractéristique des angioblastes. Je ne saurais me rallier, pour mon compte, à une pareille interprétation. Et d'abord ces prolongements ne sont pas constants, et quand on les trouve, ou bien ils sont passifs et résultent de la pression exercée sur les *Riesenzellen* par les cellules voisines, comme je l'ai vu dans le premier cas de strongylose que j'ai observé; ou bien ils sont actifs et alors ils équivalent à des prolongements anostomotiques analogues à ceux du tissu muqueux ou du tissu conjonctif adulte. La chose est on ne peut plus claire dans les tubercules pleuraux du bœuf. Les innombrables cellules géantes de ces formations sont fréquemment anostomosées ensemble, et on pourrait soutenir que c'est là l'ébauche avortée d'un réseau capillaire [1]. Mais elles sont aussi anastomosées avec les cellules épithélioïdes qui le sont de leur côté avec les cellules conjonctives des faisceaux fibreux voisins, et si l'interprétation de Brodowsky pouvait se soutenir, elle n'irait à rien moins qu'à faire envisager le tubercule comme une masse angioplastique, comme un angiome métatypique.

Si les cellules géantes irritatives ne sont pas des angioblastes, il paraît illégitime de vouloir en faire des agents de résorption. Elles ont, il est vrai, une disposition marquée à se précipiter sur les corps étrangers qu'elles entourent en formant une couronne ou qu'elles englobent dans leur épaisseur. Elles enveloppent en particulier les caillots extravasés et les infarctus hémorragiques. Ce n'est pas une raison suffisante pour dire qu'elles sont chargées de les éliminer par résorption. Langhans avait soutenu cette manière de voir. Sous son inspiration, un de ses élèves, Nægeli [2], a repris les recherches qui l'avaient

---

[1] J'ai signalé plus haut les faits analogues décrits par M. A. Chandelux, et j'ai pu en voir de très beaux exemples dans le laboratoire de M. le professeur Renaut, qui s'est mis à ma disposition avec une bonne grâce dont je suis heureux de le remercier ici.

[2] Nageli, *Ueber dem Einfluss der Pilze auf die Bildung von Riesenzellen mit wandständigen Kernen : De l'influence des micro-organismes*

amené à ces conclusions et me paraît les avoir complètement ruinées.

Nægeli établit d'abord que les cellules géantes développées à la surface d'un caillot coexistent toujours avec des microcoques et dépendent de ces microcoques. Que si on empêche l'accès de ces microorganismes, les cellules géantes ne se forment pas. Nægeli opérait sur des pigeons sous la peau desquels il déterminait des foyers hémorragiques, mais en utilisant pour une série d'entre eux toutes les ressources de l'antisepsie. C'est, on le pense bien, chez ces derniers que les *Riesenzellen* faisaient défaut. La résorption du caillot avait lieu tout de même. De pareils faits paraissent très concluants contre la doctrine de Langhans et de ceux qui l'ont adoptée. Et si, incidemment, ils mettent en relief l'une des conditions de la formation des cellules géantes, la provocation des microorganismes, il ne faudrait pas croire que cette condition est indispensable. Si dans l'ordre pathologique il est difficile de trouver des faits où les productions à cellules géantes aient pu rester à l'abri de l'invasion des microbes, nous en trouverons dans l'ordre normal où cette préservation est en quelque sorte nécessaire et où cependant les cellules géantes irritatives se développent à profusion. Je citerai surtout le placenta des rongeurs où la caduque est le siège d'une production fort remarquable de cellules géantes dont je montrerai bientôt l'identité avec les *Riesenzellen* irritatives.

Quoi qu'il en soit, on voit par les expériences de

cryptogames sur le développement des cellules à noyaux pariétaux (Archiv für experimentelle Pathologie und Pharmacologie, Bd. XIX, Heft 1 und 2, 1885).

Nægeli la résorption des caillots s'accomplir sans le secours des cellules géantes. D'ailleurs, comment pourrait-on leur conserver un pareil rôle dans les mille circonstances où elles n'enveloppent pas un caillot, où elles végètent isolées de toute proie, isolées de l'appareil circulatoire, immobilisées enfin par leur inertie même et incapables de migration.

RAPPORTS DES CELLULES GÉANTES AVEC LES CORPS ÉTRANGERS

Les cellules géantes, il est vrai, ont une prédilection marquée pour les corps étrangers, les caillots sanguins aussi bien, mais pas plus que les autres; elles les enveloppent d'une couronne plus ou moins abondante ou les englobent dans leur substance si elles peuvent s'accommoder à la taille du corps vulnérant, et, en bien des cas, les apparences pourraient laisser croire qu'elles interviennent pour isoler les tissus voisins et les préserver contre l'offense irritante de l'agent extérieur par une véritable séquestration.

Les témoignages abondent à cet égard. Pour ne citer d'abord que les plus connus ou les plus saillants, je rappellerai : les bacilles de *Koch*, que les microbiologistes décèlent aujourd'hui facilement dans les cellules géantes de la tuberculose; les étoiles de l'*Actinomyces* ou de l'*Aspergillus glaucus*, qui résident dans celles de l'actinomycose ou de la pneumonie aspergillaire; les spores de lycopode qui, engagés par une injection dans le péritoine du lapin, amènent inévitablement la formation de pseudo-follicules

tuberculeux dont ils occupent le centre. Je citerai encore
les cellules géantes que j'ai vues embrassant les œufs ou
embryons du *Strongylus vasorum* (Baillet) dans la strongylose pulmonaire du chien, ou le *Demodex folliculorum*
(Owen) dans la gale tuberculeuse propre à la même espèce
animale. Mais de tous les faits qui témoignent de cette
tendance si marquée des cellules géantes, je n'en connais
pas de plus inattendu que celui que je demande la per-
mission d'exposer de nouveau, quoique je l'aie déjà com-
muniqué à l'Académie des sciences de Paris[1] sous ce
titre :

*Sur une cirrhose veineuse du lapin provoquée par le
Cysticercus pisiformis (auct.) et, à ce propos, sur l'ori-·
gine embolique de certaines cellules géantes.*

Les faits dont je vais donner une description sommaire
m'ont été révélés par l'étude d'une cirrhose veineuse
déterminée chez le lapin par le *Cysticercus pisiformis
(auct.).*

L'organe envahi par les parasites est très sensiblement
hypertrophié. Il est dur et compact, et oppose aux pres-
sions qu'on exerce sur lui une résistance inaccoutumée.
La surface libre et les surfaces de section ménagées par
le scalpel sont parcourues par des traînées veineuses étroi-
tes, mesurant environ 1 millimètre de diamètre et pouvant acquérir 1 centimètre de longueur. Leur coloration
offre des nuances dont la distribution importe à l'interprétation que nous aurons à faire plus tard de ces apparences. Le centre est gris, transparent et paraît occupé

---

[1] F. Laulanié, *Comptes rendus de l'Ac. des sciences.* Paris, 1885

par un liquide. Les bords sont jaunâtres et forment une double marge étroite qui dessine vigoureusement le trajet des traînées vermiculaires que nous décrivons.

Sur le foie durci par un séjour de quelques heures dans l'alcool, leur dessin apparaît encore plus nettement, et on peut constater qu'elles sont ramifiées. Cette dernière circonstance offre assez souvent, comme nous le verrons bientôt, un réel intérêt touchant le siège réel des parasites cysticerques dans les diverses parties du parenchyme hépatique.

Les traînées que nous venons de décrire ne sont pas autre chose d'ailleurs que des galeries contenant chacune un parasite. Celui-ci peut en être facilement extrait et se dégage même quelquefois spontanément sur les surfaces de section où le scalpel a ouvert un grand nombre de galeries. On reconnaît alors un animal qui possède les caractères généraux des vers cystiques et qui m'a paru répondre au signalement donné par les auteurs pour le *Cysticercus pisiformis*. Il présente la forme d'un sac allongé offrant à l'une de ses extrémités un point blanchâtre dans lequel il est facile de reconnaître la tête du jeune cestoïde. La plupart des parasites ont d'ailleurs acquis un très grand développement et quelques-uns dépassent 1 centimètre de longueur. Néanmoins, je n'ai trouvé que sur l'un d'eux l'armature céphalique formée par une très belle couronne de crochets volumineux et complets, et comme précisément j'ai fait cette constatation sur le premier individu que j'examinai et que, dans ma pensée, il s'agissait là d'un détail nécessaire et constant, je n'ai pas pris le soin de conserver la préparation grossière que j'en avais faite et je ne peux dire autre chose sur les crochets de notre parasite, sinon qu'ils existienat sur le premier des individus que j'ai observés, qu'ils avaient une grande taille et possédaient toutes les parties d'un crochet complet (manche, lame et garde). A défaut des renseignements qu'auraient pu nous fournir ces organes pour la détermination spécifique de notre ver vésiculaire, je signalerai ce détail, que celui-ci présente souvent un étranglement qui donne à l'ensemble la figure d'une vessie natatoire en miniature. J'insiste sur ce point parce que dans sa remarquable étude sur les cysticerques, M. Moniez le signale exclusivement sur le *Cysticircus pisiformis* et paraît en avoir été très frappé[1].

Examinons maintenant les faits histologiques : Sur la plupart des préparations (coupes minces après durcissement) on trouve la section d'un ou deux parasites surpris *in situ* dans leur galerie.

Or, et c'est là un détail décisif, je puis affirmer que cette galerie est constamment un vaisseau veineux sous-hépatique, c'est-à-dire une division de la veine porte. Comme il s'agit là d'un point encore en litige parmi les helminthologistes, il importe de l'établir par une démonstration indiscutable. Nous avons déjà vu que les galeries visibles à la surface du foie offrent souvent des ramifications. Ce fait établirait déjà la présomption que le parasite réside dans les vaisseaux, car il n'y a aucune raison pour que le ver cystique, qui est parfaitement simple, se creuse des galeries ramifiéés. On conçoit au contraire que la thrombose qui se produit sous son influence se propage

---

[1] R. Moniez, *Essai monographique sur les cysticerques.* Paris, Octave Doin, éditeur.

à quelque distance et atteigne les branches collatérales. Voici d'ailleurs des faits plus décisifs : Les fragments de parasites isolés par le rasoir occupent le centre d'une masse sanguine coagulée bien reconnaissable au réticulum fibrineux et aux hématies ou leucocytes qui la composent. Le coagulum retracté par l'alcool n'adhère plus que par quelques points aux parois du vaisseau qui ont subi des altérations graves. Elles sont entièrement remaniées, sinon détruites, par une prolifération très abondante de cellules embryonnaires qui s'accumulent de plus en plus au voisinage de la lumière du vaisseau, deviennent indépendantes par la disparition de la substance fondamentale intermédiaire et forment au contact même du caillot une couronne purulente complète.

Ces phénomènes ne restent pas isolés. Ils entraînent, comme on le pense bien, des troubles graves dans la circulation porte et retentissent dans toute l'étendue du vaisseau sous-hépatique intéressé, par l'établissement d'une très belle cirrhose veineuse mono ou multilobulaire. Or, en dehors de certains faits dont je réserve provisoirement l'étude, parce qu'ils n'ont pas ici un intérêt immédiat, cette cirrhose présente cette circonstance singulière que les nouvelles formations conjonctives qui remplissent les espaces ou les fissures portes contiennent çà et là des cellules géantes qui tranchent nettement sur la gangue conjonctive où elles se sont développées. Ces éléments acquièrent parfois un énorme volume et ne paraissent obéir dans leur distribution à aucune loi saisissable. Peut-être cependant sont-ils plus abondants à la périphérie des lobules pénétrés par la cirrhose et on les voit parfois ébaucher une couronne incomplète périlobulaire et former de véritables amas sans relation visible avec les lobules voisins.

Pour bien comprendre l'origine et le mode de forma-tion de ces *Riesenzellen* d'un nouveau genre, faisons d'abord cette double remarque : 1° que les foyers de cirrhose sont très riches en vaisseaux capillaires forte-ment ectasiés, détail assez singulier quand on songe que les ramifications de la veine porte sont bourrées de cys-ticerques et de caillots ; 2° que l'ectasie atteint toute sa mesure au voisinage même des lobules dont les trabé-cules périphériques sont séparés par d'énormes capillaires. Or, dans ces derniers vaisseaux, il est très fréquent de trouver des coagulums fibrineux englobant des hématies et des leucocytes, qui par un je ne sais quoi d'impossible à préciser fait naître cette présomption qu'ils ont été ap-portés tout faits dans les vaisseaux où la coupe les a surpris et qu'ils forment autant d'embolies. Cette pré-somption se confirme enfin devant certaines cellules géantes qui portent en elles et dénoncent la cause qui en a sollicité le développement. Ces *Riesenzellen* révéla-trices sont en effet creusées d'une cavité centrale quelque-fois vide et donnant à l'élément la forme d'un diaphragme. Mais par contre on y trouve quelquefois un petit caillot avec ou sans hématies, dont la présence s'explique bien par ce que nous a révélé l'étude des points occupés par le parasite. Ces petits caillots promoteurs de la genèse des *Riesenzellen* sont autant d'embolies détachées du caillot principal de la branche sous-hépatique occupée par le cysticerque.

J'ai tenu à rappeler ce fait parce que je n'en connais pas d'analogue et parce qu'aussi étant donné l'intégralité complète de l'endothélium vasculaire qui embrasse les *Riesenzellen* emboliques, l'origine de ces éléments devient ici un problème fort embarrassant. Nous ne nous y arrêterons pas et nous ferons simplement remarquer le rôle protecteur et préservateur qu'il serait possible d'attribuer dans notre cas aux *Riesenzellen*. Nous les voyons en effet immobiliser des embolies qu'un nouvel accident, une impulsion nouvelle du courant sanguin eût pu entraîner dans des organes plus susceptibles.

Mais l'action isolante des cellules géantes se montre plus efficace encore en d'autres cas où elles conspirent à l'enveloppement et à la séquestration de masses caséeuses qui cessent par le fait d'importuner les tissus voisins. J'ai vu nettement le fait en deux circonstances.

Dans la première il s'agit d'un cheval qui avait succombé à une hémorragie de la rate et à l'autopsie duquel nous trouvâmes, M. le professeur Peuch et moi, cinq ou six nodules d'apparence tuberculeuse et disséminés dans les deux lobes du poumon. Situées immédiatement sous la plèvre qu'elles soulèvent, ces productions ont le volume et la forme d'un grain de chènevis. Leur consistance est ferme, leur couleur d'un gris jaunâtre, elles sont dépourvues d'auréole inflammatoire. L'examen que je fis de ces nodules me montra qu'ils n'avaient pas le caractère spécifique qu'on pouvait soupçonner (morve) et qu'ils possédaient la structure du tissu réticulé des ganglions. J'en ai épuisé deux par une série de coupes que je vais décrire sommairement.

A un faible grossissement, les coupes tangentielles offrent des contours circulaires festonnés par les alvéoles dont les travées pénètrent sans se déformer à l'intérieur du tissu nouveau. Il s'opère à la limite comme une pénétration réciproque du tissu morbide et du tissu pulmonaire, qui est d'ailleurs absolument sain. Ce qui frappe surtout, c'est la présence d'un admirable réseau capillaire qui s'alimente à la périphérie à trois ou quatre gros vaisseaux dont on aperçoit les sections transversales ou obliques. Le tissu de nouvelle formation paraît constitué par une multitude de petites cellules rondes vivement colorées formant une masse continue dont les nombreux capillaires qui l'arrosent établissent la ressemblance avec le tissu embryonnaire des bourgeons charnus. Mais à un fort grossissement on distingue dans les points les plus minces un tissu réticulé parfaitement caractérisé dont les mailles contiennent les éléments ci-dessus indiqués. Les formations suspectes du poumon se résolvent ainsi en lymphadénomes dûment caractérisés par le tissu réticulé.

D'ailleurs, on trouve au centre de nos lymphadénomes une dégénérescence fort étendue, dont le foyer apparaît progressivement et se développe de plus en plus au fur et à mesure qu'on se rapproche de l'axe de la tumeur. Sur les coupes équatoriales, ce foyer affecte la forme d'un cercle coloré en jaune et dans lequel il est impossible de distinguer la moindre organisation. Peut-être s'agit-il du produit caséifié d'un infarctus semblable à ceux qu'on a signalés fréquemment dans les lymphadénomes. Tout autour de la masse caséeuse, le tissu lymphoïde offre une modification remarquable amenant la formation d'une zone annulaire interposée entre le tissu encore intact du lymphadénome et le foyer caséeux central. Cette zone paraît formée d'une substance granuleuse faiblement coloré par le carmin, et renfermant un grand nombre de noyaux. Dans les points les plus minces, on s'assure que cette substance est formée de cellules géantes aux contours les plus divers, et possédant de cinq à vingt noyaux irrégulièrement disséminés dans le corps de la cellule. Dans les points où des accidents de préparation ont amené la disjonction de la masse caséeuse et du tissu lymphoïde, quelques-uns de ces remarquables éléments se trouvent parfaitement isolés. La plupart adhèrent par une de leurs parties aux bords de la zone caséeuse dont ils se distinguent mal. Quelques autres sont restés adhérents au tissu lymphoïde dans lequel et aux dépens duquel ils se sont constitués. Circonstance remarquable, c'est particulièrement au niveau des points où la sphère caséeuse s'est détachée du tissu lymphoïde ambiant que les cellules géantes sont particulièrement abondantes. Partout ailleurs elles sont beaucoup plus discrètes. Elles arrivent, elles s'efforcent, semble-t-il, de produire la disjonction du foyer caséeux pour en borner les progrès ou en éteindre l'action irritante.

Je possède un autre fait recueilli dans un poumon de canard, dans lequel les cellules géantes ordonnées en une couronne compacte et à plusieurs rangs autour d'une masse dégénérée, loin de pénétrer cette masse pour en amener la résorption, paraissent en établir l'isolement et en préparer la séquestration. En effet, à l'autopsie, les foyers caséeux s'énucléaient avec la plus grande facilité et tombaient fréquemment sous le rasoir et pendant le montage des préparations.

C'est là d'ailleurs la seule attribution qu'on pourrait accorder aux cellules géantes. Les rapports fréquents qu'elles affectent avec les corps étrangers pourraient

plaider en faveur de cette étroite spécialisation fonctionnelle et autoriser à les considérer en certains cas comme
des agents d'isolement et de séquestration.

.Si fréquents que soient ces sortes de faits, on aurait
tort, je crois, de trop s'y arrêter et de leur donner une
trop grande importance. On aurait tort, par exemple, d'y
voir un témoignage de cette finalité obscure et incertaine
qu'avec quelque bon vouloir il est si commode de surprendre dans les choses de la vie. L'enveloppement des
corps étrangers par les *Riesenzellen* pourra et devra
s'expliquer autrement, car si on regarde de bien près, on
ne tarde pas à s'assurer qu'il a dans la majorité des cas un
caractère accidentel. Si, par exemple, dans la strongylose
ou dans la pseudo-tuberculose de l'épiploon produite par
une injection intrapéritonéale de grains de lycopode, la
plupart des cellules géantes embrassent soit un embryon
de srongyle, soit une spore de lycopode, on en voit à côté
un bon nombre qui n'ont aucun rapport avec ces parasites
et dont la production n'a pas réclamé d'autres conditions
et n'a pas eu d'autre objet que la production des autres
éléments vulgaires qui les accompagnent. De même dans
la pneumonie aspergillaire où la présence des fructifications
du champignon au centre des cellules géantes m'a paru
tout à fait exceptionnelle, la plupart des *Riesenzellen*
sont libres comme les cellules épithélioïdes voisines.

D'ailleurs cette action isolante ne leur est pas propre.
Elles l'exercent à l'occasion, mais elle ne leur est pas
plus spéciale qu'aux autres cellules formées en même temps
qu'elles et sous la même influence irritante. En un mot,
elles ne sont pas faites ni spécialisées pour un pareil objet,
et rien n'indique que les cellules géantes valent plus ou

moins que les cellules banales, issues du même mouvement de prolifération. C'est ce que nous allons établir
définitivement dans le paragraphe suivant.

Faisons remarquer auparavant que si on peut invoquer
en faveur des cellules géantes, des circonstances qui
témoignent d'ailleurs fort obscurément d'une utilité discutable, on les voit, en certains cas intervenir très fâ-
cheusement, lorsque, par exemple, elles oblitèrent les
vaisseaux et amènent la nécrose du territoire correspondant.

SIGNIFICATION PATHOLOGIQUE DES CELLULES GÉANTES IRRITATIVES

Elle se dégage de tout ce qui précède avec une évidence
qui s'impose : les *Riesenzellen* se produisent au cours
des processus irritatifs ; leur formation accompagne la
prolifération cellulaire inflammatoire. Elles sont le résultat d'une prolifération maladroite. Il est impossible de
saisir en elles un caractère qui permette de leur assigner
une spécialisation fonctionnelle qui les distingue des cellules vulgaires, issues du même processus. Leur évolution n'a pas de direction marquée vers un résultat défini.
Elle est souvent arrêtée par une dégénérescence hâtive,
qui épargne les voisines et vient témoigner de leur caducité propre. C'est tout au plus si on peut, en certaines
circonstances, les faire intervenir comme agent d'isolement et de séquestration pour les objets inertes et agres-

sifs qui viennent importuner et provoquer les tissus.
Mais en cela elles ne se distinguent pas des cellules
banales de prolifération, qui remplissent fort bien le
même office, et on peut dire en résumé qu'elles ne valent
ni plus ni moins que les autres cellules de prolifération.
Ce sont des cellules de prolifération. Elles sont les produits d'une anomalie de développement, à laquelle nous
aurons bientôt à assigner une place.

Mais cela posé, les cellules géantes irritatives apportent avec elles une expression particulières qui achève la
physionomie des processus morbides où elles sont engagées.
Si banales qu'elles soient, si multipliées et si variées que
soient les circonstances où on en constate l'apparition, on
ne les rencontre pourtant que dans le cas où la prolifération inflammatoire affecte des allures torpides et paresseuses qui dépendent soit de la mollesse de l'irritation,
soit de la paresse réactionnelle des tissus. J'ai montré
dans mon mémoire sur les affections parasitaires du poumon, l'importance considérable de ces deux facteurs :
l'énergie ou le mode de l'agression et l'irritabilité des
tissus. Je montrais, par exemple, la différence des effets
produits par des œufs de nématoïde, selon qu'ils restent
confinés dans les vaisseaux ou se multiplient dans les
alvéoles pulmonaires. Dans le premier cas, ils amènent le
développement de cette superbe granulie que j'ai décrite
sous le nom de strongylose. Dans le deuxième, ils provoquent une diapédèse abondante de leucocytes ou un infiltration embryonnaire des parois alvéolaires. Dans le premier cas, la prolifération aboutit à la formation de cellules
épithélioïdes et de cellules géantes. Dans le deuxième,
elle produit des cellules embryonnaires. Cela veut dire

que l'endothélium pulmonaire réagit autrement que l'endothélium vasculaire devant une provocation extérieure.

Mais les mêmes alvéoles qui, sous l'action irritante apportée par les œufs de l'*Ollulanus tricuspis* (Leuckart), ou du *Pseudalius ovis bronchialis* (Koch), traduisent leur révolte et leur résistance par l'émission d'un grand nombre de leucocytes et la production de cellules embryonnaires d'origine conjonctive, engagent leur revêtement épithélial contre les spores de l'*Aspergillus glaucus*, et produisent des cellules épithélioïdes et des cellules géantes. La différence dans l'irritant amène une très grande différence dans la lésion. L'un provoque une pneumonie interstitielle, l'autre une pneumonie éptithéliale, on pourrait dire parenchymateuse.

Enfin, et c'est là le détail le plus important, au point de vue de la place qu'il convient d'assigner aux *Riesenzellen*, le même irritant traduira son influence par des lésions différentes, selon le mode ou le degré de son action. C'est de là que dépendent en grande partie le type aigu et le type chronique des lésions.

La morve aiguë et la morve chronique, la granulie aiguë et la pneumonie caséeuse tirent certainement leurs différences autant des particularités inconnues de l'inoculation que des prédispositions individuelles.

Quoi qu'il en soit, et, cette réflexion s'applique à tous les processus inflammatoires, le type aigu exclut les cellules géantes, le type chronique peut les entraîner.

Dans la morve, par exemple, les lésions anatomiques diffèrent dans les deux types au point de laisser croire à deux processus étrangers l'un à l'autre. Le nodule de la morve aiguë, si bien décrit par M. le professeur Renaut [1], est en somme un foyer de pneumonie purulente. Les alvéoles sont remplis de leucocytes récemment immigrés et rien dans cette lésion banale ne viendrait dénoncer la spécificité, si elle pouvait être méconnue, si elle ne se trahissait par l'ensemble des faits qui l'accompagnent.

Le nodule chronique a une constitution tout à fait différente. On l'a assimilé, je ne sais pourquoi, à la granulation tuberculeuse. Il est pourtant bien différent. 1° Au centre, une masse caséo-purulente très fragile, que l'on fait sourdre et que l'on extrait par pression à l'autopsie et qui tombe très fréquemment pendant le montage des préparations ; 2° autour de cette zone centrale, une zone de prolifération formée de cellules épithélioïdes parmi lesquelles se discernent parfois des cellules géantes ; 3° une zone fibreuse qui embrasse les formations précédentes et tend à les étouffer ; 4° enfin une zone de pneumonie interstitielle dont les alvéoles contiennent si fréquemment des cellules épithélioïdes et des cellules géantes.

C'est pourtant le même microbe qui a provoqué ici cette explosion purulente de la morve aiguë excluant les *Riesenzellen ;* là, cette édification lente, laborieuse et compliquée qui constitue le nodule chronique et comporte la participation des cellules géantes. Que ces différences considérables procèdent du mode de l'invasion microbienne ou des prédispositions qui chez l'homme et chez l'âne préparent le terrain au développement de la morve aiguë et chez le cheval s'accommodent si bien à la lente évolution de la morve chronique, elles nous apportent à nouveau cet

[1] Article Morve du *Dictionnaire encyclopédique.*

enseignement que toutes les proliférations ne conviennent pas au développement des cellules géantes, qu'elles font le plus souvent, sinon toujours, défaut dans les brusques invasions des leucocytes et dans les formations embryonnaires, tandis qu'elles accompagnent presque inévitablement les proliférations laborieuses aboutissant aux cellules épithélioïdes. Cette solidarité entre les *Riesenzellen* et les cellules épithélioïdes est remarquable par sa constance. Elle m'a toujours paru si étroite et si intime que je crois pouvoir en inférer que les cellules épithélioïdes sont les satellites obligés et forment le cortège inévitable des cellules géantes[1]. Les deux espèces d'éléments contiennent la même expression, révèlent toujours le caractère torpide et la marche pénible de la prolifération inflammatoire. Ce caractère, on le retrouve dans toutes les lésions où on a signalées les cellules géantes, et on en sait la diversité.

Toutes ces proliférations chroniques sont paresseuses, torpides, pénibles, laborieuses; et toutes offrent ces déviations partielles qui amènent le géantisme cellulaire.

Les seules observations de Jacobson paraissent venir dénouer ce lien et tendent à effacer l'expression des cellules géantes et des cellules épithélioïdes. L'observateur allemand a trouvé les *Riesenzellen* dans les bourgeons des plaies de bonne nature. Je n'en ai jamais trouvé pour mon compte dans les bourgeons charnus d'une cicatrisation

---

[1] Il y a bien des follicules de Köster dans lesquels la cellule géante centrale est immédiatement et exclusivement entourée d'une couronne de cellules embryonnaires; mais dans ces cas, d'ailleurs très fréquents, la cellule géante est intravasculaire; elle s'est formée dans le vaisseau par un processus épithélioïde.

régulière, et Jacobson lui même ajoute que les *Riesenzellen* sont surtout remarquables et abondantes dans les plaies de bonne nature affectant des sujets déjà malades et affaiblis par l'anémie, la mauvaise nourriture ou tout ature cause débilitante. Ce sont précisément là des circonstances qui diminuent l'irritabilité, c'est-à-dire le pouvoir réactionnel des tissus et qui réalisent l'une des conditions de la formation des *Riesenzellen*. Ainsi le lien subsiste et suffit à conserver aux cellules géantes leur seule mais intéressante singularité pathologique, je veux dire leur valeur expressive.

Une autre question se pose. Il est bien entendu impossible de préciser le degré, dans l'intensité inflammatoire et dans l'énergie proliférative, le plus favorable au développement des *Riesenzellen*. Mais on pourrait peut-être arriver à une sorte d'approximation en suivant les phases d'un processus qui comporterait la formation des *Riesenzellen*. Il serait alors possible de voir la place de ce dernier épisode parmi ceux qui le suivent ou le précèdent.

Or, cette série peut être expérimentalement réalisée par l'irritation artificielle d'un tissu facile à étudier. Les injections intrapéritonéales de poudre de lycopode tenus en suspension dans l'eau amènent précisément dans l'épiploon et le mésentère une inflammation modérée du type de celles qui se signalent par les *Riesenzellen* et dont on peut commodément suivre les diverses phases.

En trois ou quatre jours l'épiploon, sensiblement hypertrophié et agrandi, est criblé de pseudo-granulations tuberculeuses élémentaires dont la distribution est d'ailleurs tout à fait irrégulière et dépend de la dissémination des grains de lycopode qui en forment le centre. Elles

n'ont par conséquent aucun rapport avec les taches lai-
jeuses, s'il y en a, ni avec la circulation de la membrane,
qui, au contraire, comme l'a montré Kiener [1], tient sous
une étroite dépendance le développement des granulations tuberculeuses vraies.

La tuberculose lycopodique que j'ai observée dans
mes diverses autopsies se rattachait à deux types bien
distincts :

Un premier type, caractérisé par l'hypertrophie de l'é-
piploon, la prolifération et la transformation des cellules
conjonctives qui tendent à prendre le facies épithélioïde.
Sur ce fond général se détachent des follicules lycopodi-
ques exclusivement formés de cellules épithélioïdes.

Le deuxième type est caractérisé par des follicules complets formés d'une cellule géante centrale embrassant la
spore et d'une couronne plus ou moins abondante de cellules épithélioïdes. Ils sont disséminés sur un épiploon
enflammé et dont la prolifération marche aussi vers la
formation épitélioïde.

C'est assurément dans ce dernier cas que l'évolution
est la plus complète, et ce sont des formes de ce genre
qu'il importe le plus d'étudier.

Je laisse de côté un troisième type où les follicules
sont entièrement formés de cellules embryonnaires et
dans lesquels il n'y a jamais de *Riesenzellen* centrales.
Cet exclusivisme est pourtant bien significatif et on voit
une fois de plus comment la formation du tissu embryonnaire implique une énergie de prolifération incompatible
avec la production des *Riesenzellen*.

[1] Kiener, *Loc. cit.*

Lorsqu'en certains points les grains de lycopode sont accumulés en telle quantité que l'action irritante est devenue très intense, on les trouve noyés dans une masse de globules purulents.

Pour bien saisir la succession des phénomènes inflammatoires qui précèdent et préparent la formation des *Riesenzellen*, il est indispensable d'opérer sur des séries d'animaux de la même portée injectés le même jour et sacrifiés successivement à des intervalles plus ou moins rapprochés. Il serait en apparence plus rigoureux d'étudier les modifications successives apportées dans le même épiploon par une injection irritante, mais on conçoit que les nombreux examens que cette étude comporterait, le traumatisme fréquent auquel il faudrait exposer la membrane pour l'étaler sur la platine chauffante, troubleraient singulièrement la marche des choses et y introduiraient des incidents capables de fausser les résultats. On ne saurait faire la part de ce qui appartient à l'action pure des grains de lycopode ou au traumatisme et à l'action irritante de l'air. J'ai dû, après quelques essais malheureux, m'arrêter à la première méthode, et voici les résultats qu'elle m'a donnés :

Le processus inflammatoire qui se déroule sur un épiploon à la suite d'un injection intrapéritonéale de poudre de lycopode se partage en trois phases dont le développement est plus ou moins rapide.

Dans la première (phase de diapédèse), les vaisseaux se gorgent de leucocytes qui émigrent par diapédèse, se répandent à la surface et dans la profondeur de l'épiploon et s'accumulent autour des grains de lycopode. L'endothélium est tombé.

Dans la deuxième (phase d'hypertrophie), l'épiploon a acquis une épaisseur et une étendue beaucoup plus considérables que celles de l'état normal. Au microscope, les perforations de la membrane sont comblées. Les cellules conjonctives qui à l'état normal et après l'application de la technique ordinaire (alcool et picro-carmin) ne laissent voir clairement que leur noyaux, ont maintenant des contours très visibles, grâce à la turgescence du protoplasma. Peu à peu le noyau grossit, devient granuleux et ne tarde pas à offrir des signes de division. Le corps de la cellule s'étend, le protoplasma se hérisse de prolongements extrêmement délicats, nombreux et ramifiés, par lesquels elles s'anastomosent entre elles et forment la plus belle réticulation protoplasmique que j'aie jamais pu admirer. L'inflammation à ses débuts a ici pour résultat la restitution d'une disposition que M. le professeur Renaut[1] a pu montrer dans le tissu conjonctif normal de certaines espèces animales, mais qui, dans l'épiploon, n'est jamais manifeste avant que l'irritation ait éveillé dans les cellules une activité nutritive nouvelle, prélude du mouvement de prolifération qui va suivre.

A partir de ce moment le processus entre dans la troisième phase (phase de prolifération). Les cellules ramifiées se divisent et se multiplient tout en restant anastomosées. Le corps et le noyau fixent énergiquement les matières colorantes, et la réticulation protoplasmique devient de plus en plus belle et de plus en plus claire.

Les cellules de nouvelle formation se font d'ailleurs

---

[1] J. Renaut. *Application de l'éosine soluble dans l'eau à l'étude du tissu conjonctif (Archives de physiologie*, 1877).

remarquer par leurs dimensions qui dépassent étrange-
ment celle des cellules embryonnaires. La segmentation
de la cellule ne se produit en somme que lorsqu'elle est
parvenue à une grande taille. Lorsque la prolifération est
assez active pour multiplier considérablement le nombre
des éléments, on les voit se presser les uns contre les
autres, se déformer par pression réciproque et dessiner
par leurs contours une sorte de mosaïque épithéliale. A ce
moment, elles affectent tous les caractères des cellules si
communément observés dans les inflammations à marche
lente et qu'on désigne sous le nom de cellules épithélioïdes : corps polyédrique, volumineux, se colorant en jaune
orangé par le picro-carminate d'ammoniaque. Tous ces
caractères sont d'ailleurs très visibles à ce moment ou
dans cette forme discrète de la prolifération qui maintient
entre les cellules une distance suffisante pour laisser
s'étaler et se dessiner le réseau protoplasmique. Ce qui
leur manque pour revêtir complètement le facies épithélioïde, c'est la déformation par pression et le nombre. Il
suffit que les mailles du réseau reçoivent d'autres éléments
toujours anastomosés, d'ailleurs, c'est-à-dire que les
réseaux se superposent et se pénètrent pour que les espaces intercellulaires deviennent invisibles. L'apparence épithéliale est alors si frappante que, n'étaient-ce les caractères propres et si particuliers des cellules, on se croirait
en présence d'un endothélium.

C'est au cours de cette période que s'achèvent les
pseudo-tubercules déjà ébauchés dans les précédentes
autour des grains de lycopode. Il y en a une variété in-
finie. Je ne m'occuperai que de ceux qui contiennent une
Riesenzelle centrale. Or, cette variété ne se produit que

précisément dans le cas où la prolifération a été assez discrète pour laisser de grands intervalles entre les cellules et permettre au réseau protoplasmique de se dessiner nettement et largement. Lorsque la masse cellulaire devient compacte au point de réaliser le facies épithélial, les *Riesenzellen* ne se forment pas, du moins je n'en ai pas vu se former. Les granulations sont composées de cellules épithélioïdes dont le diamètre diminue de la périphérie au centre jusqu'au grain de lycopode qui est immédiatement entouré d'une rangée de petits éléments.

Dans le mode prolifératif qui par son énergie précède immédiatement celui-ci, nous voyons se former au contraire les cellules géantes d'après le mode que nous avons précédemment indiqué.

On sait que cet élément se produit aussi bien en dehors de l'influence et du contact immédiat des agents provocateurs. C'est dans cette circonstance qu'elles apparaissent nettement avec leur entière signification de cellules multinucléées issus d'une prolifération languissante pour tous les éléments et bornée au noyau pour elles-mêmes.

En certains cas, d'ailleurs fort rares, cette paresse de fermation a un résultat particulièrement intéressant. Elle se trahit par l'hypertrophie simultanée du corps et du noyau. Sur l'une des plus grandes cellules de cette espèce que j'aie observées, le grand diamètre mesure $220\,\mu$ et le noyau $60\,\mu$. Cet élément répond à la véritable définition du géantisme en ce sens qu'il dépasse considérablement la taille accoutumée des individus de son espèce, c'est-à-dire des cellules de même origine et de même nature formées comme lui sous la même influence irritative. Je tenais à relever ce fait parce que nous aurons à en tenir compte plus tard dans la discussion du géantisme cellulaire considéré comme fait tératologique.

Il est sans intérêt pour nous de suivre au delà l'évolution de l'inflammation expérimentale dont nous venons d'étudier les premières phases. La prolifération se limite, les granulations s'enkystent. Le processus aboutit à l'hyperplasie fibreuse et à la sclérose.

La série précédente nous montre que la formation des *Riesenzellen* a une place définie dans le processus inflammatoire. C'est un incident de la phase de prolifération, il fallait le prévoir. La diapédèse des leucocytes que de par certaines théories on serait tenté d'y faire intervenir, la précède de trop loin et lui est complètement étrangère. Chronologiquement il est situé entre l'hypertrophie et la sclérose.

Mais encore faut-il pour que les *Riesenzellen* se produisent que la prolifération ait un degré d'énergie très mesuré qui se traduise et se dénonce objectivement ici par ses effets anatomiques.

Ses produits appartiennent à la catégorie des éléments dits épithélioïdes. Que si la prolifération est tellement précipitée qu'elle donne lieu à un tissu embryonnaire, la formation des *Riesenzellen* n'a pas lieu. Nous pouvons donc dire : La production des cellules géantes est un épisode et une anomalie de la prolifération épithélioïde. Bien plus, nous avons vu que cette prolifération ne doit pas par son intensité dépasser cette forme anatomique qui dans l'épiploon laisse subsister le dessin du réseau protoplasmique. Ce dessin trahit la pauvreté du processus aussi bien que l'apparition des *Riesenzellen* et il nous paraît légitime de conclure : La production des cellules géantes est un épisode et une anomalie de la prolifération épithélioïde à son minimum d'énergie.

CONCLUSIONS

1° On peut distinguer dans l'ordre des faits pathologiques deux espèces de cellules géantes : les *angioblastes néoplasiques* et les *Riesenzellen irritatives* ou de *prolifération ;*

2° Les éléments de la première espèce sont des cellules vaso-formatives inachevées, exclusivement propres à une catégorie de néoplasmes, les tumeurs à myéloplaxes de Robin, ou sarcomes angioplastiques de Malassez et Monod ;

3° Les *Riesenzellen* irritatives sont des cellules multi-nucléées résultant de la déviation locale d'une prolifération paresseuse inflammatoire ou néoplasique ;

4° Il est impossible de saisir en elles des caractères permettant de les assimiler aux angioblastes ou de leur assigner un rôle qui leur soit propre et qui n'appartienne déjà aux cellules banales issues comme elles de la même prolifération et sous la même influence irritante ;

5° Indéterminées par la taille, elles possèdent une irritabilité médiocre, une individualité molle et une instabilité chimique qui les expose souvent à la dégénérescence ;

6° Leur seule singularité pathologique réside dans leur valeur expressive, car elles trahissent la marche laborieuse et languissante des processus qu'elles accompagnent ;

6

7° Cette signification leur est d'ailleurs commune avec les cellules épithélioïdes, leurs satellites à peu près inévitables;

8° Les cellules géantes irritatives *uninucléées* produites par hypertrophie en même temps que les cellules géantes multinucléées constituent une forme de transition.

II

DES CELLULES GÉANTES NORMALES

—————— — —.

Les deux espèces de cellules géantes pathologiques que nous venons d'étudier dans la première partie ont leurs représentants et leurs homologues normaux. Les angioblastes néoplasiques rentrent clairement dans la loi de Müller. Les tissus ou les éléments des tumeurs sont la restitution accidentelle et importune de tissus ou éléments normaux et les angioblastes restituent soit les cellules vaso-formatives indiscutables comme celles de Ranvier et de Rouget, soit peut-être ces éléments énigmatiques, les myéloplaxes de la moelle des os. Les réserves à cet égard nous paraissent commandées par ce qu'il y a d'indécis, d'équivoque et d'obscur dans les caractères des myéloplaxes et de contradictoire dans les assertions des histologistes à leur endroit. Si le plus grand nombre tel que Kölliker, Wegnner, Lewschin, Leboucq, Malassez et Monod n'hésitent pas à voir en eux des cellules vaso-formatives placées sur le trajet de la circulation capillaire du tissu osseux, d'autres, comme Cornil et Ranvier, font valoir toutes les raisons qui militent contre cette inter- prétation. Il faut bien accorder, en effet, que si les myélo- plaxes sont des cellules vasculaires, ce caractère n'apparaît pas facilement aux yeux des observateurs ordinaires. Je suis bien surpris pour mon compte de n'avoir jamais pu surprendre un détail probant à cet égard dans les faits nombreux d'ossification normale que j'ai étudiés et surtout dans le rocher des chats nouveau-nés où les myéloplaxes sont répandus à profusion.

Mais si indécise et si discutable que soit la valeur des myéloplaxes, ils ne méritent pas moins d'être pris en con- sidération dans une discussion critique du géantisme cellulaire. Ou bien ce sont des cellules vaso-formatives, mais alors il faut bien reconnaître qu'elles n'achèvent pas leur évolution et reproduisent les angioblastes méta- typiques que Malassez et Monod ont si bien décrits, ou bien ce sont de pures anomalies de prolifération cellu- laire et alors ils deviennent les homologues de nos *Riesenzellen* irritatives, car ils accompagnent comme elles une lente édification histologique, celle du tissu osseux.

Quoi qu'il soit de ce point obscur[1], les angioblastes néoplasiques ont assurément leurs représentants normaux, sinon dans les myéloplaxes, au moins dans les cellules vaso-formatives des auteurs. Mais ici encore la ressem- blance est incomplète, car les angioblastes normaux

---

[1] Il en est probablement des myéloplaxes comme des cellules de Bizzozero à noyau bourgeonnant que M. le professeur Renaut considère comme des élé- ments en rapport avec le remaniement des tissus.

achèvent leur évolution, ne tardent pas à se résoudre dans
les capillaires de nouvelle formation et ne survivent
pas à l'achèvement du processus vaso-formatif. En un
mot, on n'a pas relevé jusqu'ici des faits révélant l'existence des cellules vaso-formatives normales arrêtées dans
leur développement ; on n'a pas montré, que je sache,
des angioblastes métatypiques normaux.

Quant aux *Riesenzellen* irritatives, il ne semble pas
tout d'abord qu'il soit possible de leur trouver des homologues à l'état normal.

Les éléments très rares qui dépassent la taille accoutumée des éléments anatomiques ne seraient que des représentants fort humbles et fort appauvris de ceux que
nous avons étudiés dans la première partie. La masse
protoplasmique et multinucléée qui enveloppe et revêt les
glomérules vasculaires de Malpighi dans le rein, n'a rien
de commun avec les cellules géantes irritatives. C'est
une spécialisation étroite, une adaptation fonctionnelle
de l'éphitélium glomérulaire qui a sa physionomie propre
et ne peut être comparée à rien [1]. Les cylindraxes des
cellules nerveuses dépassent par leurs dimensions exceptionnelles tous les éléments connus. Mais outre que ce
sont de simples appendices cellulaires, ils ont une spécificité physiologique qui empêche tout rapprochement
avec le géantisme cellulaire, quel qu'il soit.

Les cellules géantes que Löwe [2] a trouvées dans les
tendons en voie de développement et celles que von Zie-

---

[1] C. Hortolès, *Recherches histologiques sur le glomérule et les épithé-
liums du rein (Travaux du laboratoire d'anatomie générale de Lyon*,
t. I, 1881-1882.

[2] Löwe, *Centralblatt für med. Wissensch.*, 1874.

lenko[1] a vues dans les sacs lymphatiques de la grenouille ne sont, j'imagine, que des formes exceptionnelles et ne sauraient jamais passer que pour des représentants bien éloignés et certainement fort discutables du géantisme pathologique.

Ainsi, parmi les faits classiques du géantisme normal, il n'en est qu'un auquel on puisse sans conteste rattacher l'une des espèces de cellules géantes que la pathologie a fait connaître. Les angioblastes néoplasiques sont, en effet, les équivalents avortés des cellules vaso-formatives. Quant aux *Riesenzellen* irritatives, les exemples connus à l'état normal ne peuvent en être légitimement rapprochés.

Et pourtant il y a de bonnes raisons de croire que la loi de Müller a une généralité qui dépasse l'objet où l'auteur lui-même a voulu la restreindre, c'est-à-dire, en un mot, que la maladie ne saurait créer de nouveaux éléments, et que les procédés de la néoformation pathologique ne doivent différer en rien de ceux qui président aux néoformations normales. Que si l'inflammation se traduit en quelques endroits par la production exceptionnelle d'éléments exceptionnels, il serait étrange qu'un pareil incident ne se retrouvât pas à l'état normal.

Il suffit pour cela d'un processus pysiologique affectant les caractères généraux que nous avons pu assigner aux proliférations à cellules géantes, c'est-à-dire d'un processus où la prolifération aurait une marche lentement progressive, où l'énergie formative serait contenue dans une mesure relativement faible.

[1] Von Zielenko, *Ueber die Entwickelung und Proliferation von Epithelien und Endothelien*, Thèse. Strasbourg, 1873.

Ces conditions sont réalisées dans l'édification épigé-
nétique du placenta qui, considéré simplement au point
de vue anatomique, et, abstraction faite de sa finalité,
emprunte à la fois les procédés du néoplasme et de l'inflammation. Il se constitue, en effet, par une prolifération cellulaire, et cette prolifération ne se produit qu'à
l'occasion d'une provocation dirigée sur l'utérus. Et
comme précisément elle a le plus souvent une très lon-
gue durée et une allure fort discrète et fort paresseuse,
elle est caractérisée par l'incident que nous avons vu
intervenir dans les proliférations morbides qui lui ressemblent, c'est-à-dire par la formation de cellules géantes.

Pour préciser davantage, le placenta est un néoplasme
vasculaire plongeant ses racines et s'alimentant dans
l'épaisseur d'une assise de prolifération conjonctive. Nous
trouverons dans le néoplasme et ses racines les formes
les plus remarquables des cellules vaso-formatives normales. Nous en verrons quelques-unes arrêtées dans leur
évolution et réaliser le type morbide caractéristique des
tumeurs à myéloplaxes.

L'assise de prolifération nous permettra de retrouver
avec tous leurs caractères les *Riesenzellen* irritatives,
c'est-à-dire des éléments dans lesquels la prolifération
languissante s'arrête au noyau et donne lieu à des individus anormaux, sans définition volumétrique, sans
attribution fonctionnelle, et condamnés à la dégénérescence. Nous y rencontrerons aussi cette forme de transition
dans laquelle la poussée formative se borne à l'hypertrophie
simultanée du corps et du noyau, et réalise cette variété
du géantisme que nous avons déjà trouvée dans les proliférations morbides : les cellules géantes par hypertrophie.

La formule que nous avons donnée du placenta convient particulièrement pour certaines espèces animales, les rongeurs comme le cobaye, le rat et le lapin, et quoiqu'elle soit d'une application moins exacte chez les carnassiers, nous trouverons dans le chat et le chien des documents intéressant le géantisme cellulaire. Nous en trouverons même dans les placentas cotylédonaires des ruminants, quoique ici l'exactitude de notre définition du placenta soit contestable et simplement approximative.

Comme nous puiserons nos meilleurs objets d'étude dans le placenta du cobaye, il est bon d'en exposer successivement la composition générale.

Comme tous les placentas uniques (zonaires ou discoïdes) il présente deux zones bien distinctes dont la limite est précisément celle de la pénétration des villosités choriales. La caduque se dédouble donc naturellement en deux parties : une supérieure ou superficielle, qui fait saillie sous la forme d'un disque aplati, rougeâtre et ombiliqué, et qui est pénétré par les villosités fœtales; l'autre, profonde, supporte la première et repose sur la tunique charnue de l'utérus. C'est la caduque inter-utéro-placentaire que l'on voit se continuer par la caduque réfléchie jusqu'à l'insertion coronaire du chorion. Je propose de désigner la première sous le nom de zone fonctionnelle du placenta, parce que c'est dans son épaisseur que s'opèrent les échanges osmotiques entre la mère et le fœtus, et la seconde sous le nom de zone basilaire. La zone fonctionnelle est formée, comme nous le verrons dans un instant, par une seule cellule angioplastique, que j'ai proposé de désigner sous le nom de symplaste placentaire.

La zone basilaire est formée par la réunion de ces éléments connus sous le nom de cellules de la caduque. Ce
sont tout simplement des cellules conjonctives dont le protoplasma possède une densité et un volume plus grands que

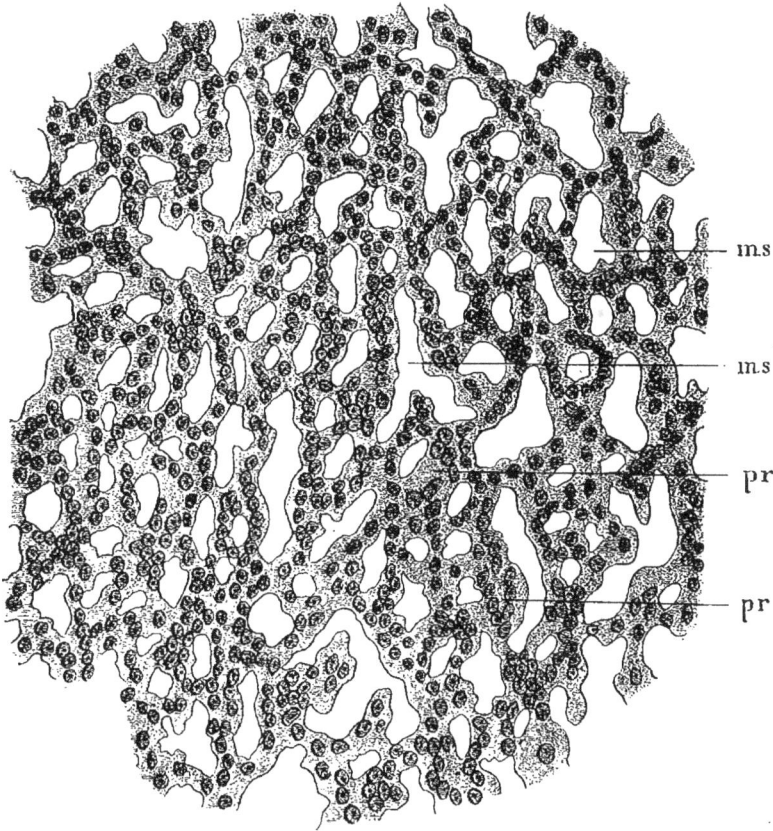

FIG. 1. — Portion du symplaste placentaire d'un cobaye. (Obj. 3, oc. 1, Verick,
chambre claire à angle variable de Malassez.)

pr, pr, Travées protoplasmiques contenant des noyaux disséminés sans ordre.
ms, ms, Mailles de la canalisation sanguine corconscrites par les travées du réseau protoplasmique sans revêtement endothélial.

dans les cellules conjonctives ordinaires. Elles ont été remarquablement décrites par Robin.

La plupart forment dans la caduque la masse de l'appareil de soutien, mais beaucoup reçoivent des différenciations variées, aboutissant précisément aux différentes formes du géantisme que nous avons à faire connaître.

La plus importante de ces différenciations est celle qui amène la formation des cellules géantes vaso-formatives et assure tout au moins l'irrigation sanguine du symplaste.

Parmi ces cellules vaso-formatives, il en est qui s'oblitèrent et avortent à un certain moment du développement du placenta et donnent par là même les équivalents immédiats des angioblastes néoplasiques; l'évolution des cellules de la caduque prenant un autre cours aboutit à la formation des cellules géantes multinucléées qui demeurent indéfiniment à certains étages et concourent à la charpente du placenta comme éléments de soutien. Enfin, il en est quelques-unes chez lesquelles l'effort de prolifération amène la production de véritables *Riesenzellen* irritatives et, de cette forme de transition, les cellules hyperthrophiées.

En résumé, l'évolution divergente des cellules de la caduque amène la réalisation de formes très variées. Mais il est facile de les ramener aux deux grands types des *cellules vaso-formatives* et des *cellules de prolifération*.

Nous allons dire quelques mots sur chacune de ces variétés de géantisme :

ÉLÉMENTS DU TYPE VASO-FORMATIF

a. CELLULES VASO-FORMATIVES DU PLACENTA
DU COBAYE

On les rencontre en grand nombre dans la zone basilaire du placenta au début de la formation du symplaste. Les
unes (fig. 2, *v.f.*, *v f.)* sont isolées, les autres *(v.f.s.,
v.f.s.)* convergent et se terminent dans le symplaste réticulé. Nous aurons à examiner plus tard ces dernières
à propos de l'origine du symplaste.

A cette époque du développement du placenta, les cellules vaso-formatives de la basale se présentent sous la
forme de blocs cylindriques simples ou ramifiés, se creu-
sant dans leur axe d'une cavité remplie de sang; le proto-
plama irréductible de ces éléments est pourvu de gros et
rares noyaux vésiculeux sphériques ou ovalaires.

Les cavités sanguines creusées dans les cellules vaso-
formatives sont remarquables par la rigidité et la vigueur
de leurs contours : on les dirait taillées à l'emporte-pièce.

En certains endroits, les cellules vaso-formatives se
compliquent; leur protoplasma se creuse de vacuoles sé
parées par des travées protoplasmiques plus ou moins
épaisses et pourvues de noyaux sur les points nodaux.
Elles affectent dès lors la disposition réticulaire si remarquable du symplaste et histologiquement constituent des
formations qui lui sont identiques. On voit donc s'ébau
cher dans la basilaire des processus vaso-formatifs identiques au symplaste et séparés de lui par de grands inter-

valles. Nous verrons bientôt ce que peut valoir cette circonstance dans l'interprétation du symplaste placentaire.

On remarquera que dans les cellules vaso-formatives réticulées le sang remplit les mailles du réseau et touche immédiatement aux travées protoplasmiques qui le circonscrivent. Au contraire, dans les réseaux vaso-formatifs ordinaires, comme ceux qu'on peut observer dans l'épiploon des jeunes lapins, la canalisation sanguine se creuse dans les travées protoplasmiques qui subiront bientôt la spécialisation endothéliale. On dirait que, de l'une à l'autre forme, il s'est produit une sorte d'inversion ou de déplacement. Les globules sanguins seraient intratrabéculaires dans le mode régulier de vascularisation, et péritrabéculaires dans le processus irrégulier auquel nous assistons dans le placenta. La canalisation sanguine serait immédiate dans le premier cas, elle serait médiate dans le second. Mais ce ne sont là que de simples apparences qu'il est très facile de réduire au type ordinaire.

Au fur et à mesure de l'évolution du placenta et des progrès de la gestation, les cellules vaso-formatives, quelle que soit leur durée, se modifient sensiblement. Pourvues au début de très beaux mais très rares noyaux, elles s'enrichissent progressivement de ce côté, au point que par une multiplication démesurée, ceux-ci arrivent à remplir tout le protoplasma et à le dissimuler entièrement.

Étudions maintenant les espèces anatomiques issues par spécialisation ou déviation histogénétique du type qui précède.

b. SYMPLASTE PLACENTAIRE

Sur la figure 2, on voit quelques cellules vaso-formatives *(v.s.f.*, *v.s.f.)* converger vers le symplaste réticulé
et s'y terminer par une continuité évidente. Le symplaste
paraît n'être ici qu'un épanouissement, une efflorescence
très riche des réseaux vaso-formatifs émergés de la zone
basale. Quoi qu'il en soit, au fond, de cette apparence,
elle témoigne d'une étroite parenté entre le symplaste et
ses racines vaso-formatives. Cette parenté se tire d'autre part d'une parfaite identité d'organisation implicite
ment affirmée jusqu'ici et suffisamment révélée par la
figure.

Mais cette organisation atteint toute sa perfection dans
le symplaste et ses détails en sont si remarquables et si
inattendus que je dois revenir sur la description que j'en
ai faite autrefois [1]. La zone fonctionnelle, c'est-à-dire
notre symplaste, se détache nettement de la caduque qui
la supporte et qui se continue par la caduque réfléchie.
Le symplaste est enveloppé dans les parties qui ne touchent ni au chorion, ni à la basale, c'est à-dire sur toute
sa région circonférencielle par un mince feuillet issu de
la caduque. A un faible grossissement, on constate déjà
très facilement que le symplaste n'est pas homogène et
se découpe en bandes alternatives dont les unes répon-

---

[1] F. Laulanié, *Sur une nouvelle espèce d'élément anatomique, — la
cellule placentaire de quelques rongeurs* (Note présentée par M. Mathia
Duval, Société de biologie, séance du 23 janvier 1885).

dent aux régions pénétrées par les villosités choriales, tandis que les autres restent encore préservées et offrent dans toute leur pureté les caractères du symplaste. C'est donc vers ces dernières que nous pourrons diriger fructueusement les forts objectifs. A un fort grossissement, on trouve les apparences reproduites dans la figure 1, celles d'une immense formation réticulaire, *parfaitement continue* et homogène et parsemée d'un nombre considérable de très beaux noyaux sphériques dont quelques-uns présentent des traces de division. Je n'ai plus qu'à reproduire les termes de ma première description.

Le symplaste placentaire forme à *lui tout seul* le stroma de la section maternelle du placenta fœtal, ou, sous une autre forme plus expressive, la section maternelle du placenta fœtal est formée par une seule cellule qui a pour mesure toute l'étendue de cette partie de la caduque, et dépasse ainsi, par ses dimensions exceptionnelles, tout ce que l'on savait sur le diamètre des cellules.

C'est particulièrement dans le placenta des cobayes que l'élément nouveau dont il va être question atteint sa plus grande netteté et son plus grand développement. Sur les coupes axiales, sa section figure, comme celle du placenta lui-même dont elle forme la charpente, une ellipse déprimée à son bord chorial et dont le grand axe peut atteindre 3 cent. 1/2; l'axe vertical atteint seulement 1/2 centimètre à 1 centimètre.

Or, en quelque point qu'on examine ce singulier stroma (fig. 1), on le voit constitué partout par une substance protoplasmique finement granuleuse, *parfaitement continue et homogène*, et parsemée d'un nombre consi-

dérable de très beaux noyaux sphériques dont quelques-
uns présentent des traces de divisions.

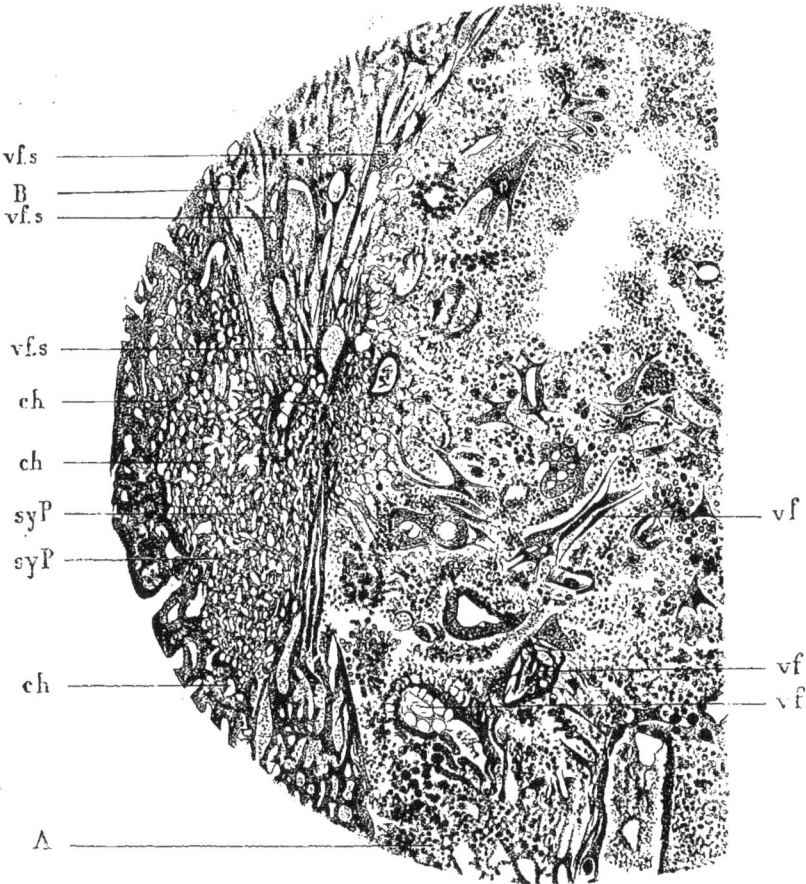

FIG. 2. — Coupe axiale d'un jeune placenta de Cobaye mesurant 8 millimètres de
diamètre. (Obj. 0, oc. 1, Verick, chambre claire à angle variable de Malassez.)

Adroite de la ligne qui joindrait A et B, zone basale. A gauche, symplaste placentaire réticulé.
(zone fonctionnelle).

v f s. v f s., Cellules vaso-formatives de la basale convergeant vers le symplaste et s'y terminant
v. f. v f., Cellules vaso-formatives de la basale sans connexion avec le symplaste. On y voit
l'ébauche d'une articulation et d'une canalisation identiques à celles qui caractérisen le symplaste.

Cette masse protoplasmique, continue dans toute l'étendue du placenta fœtal, est creusée de lacunes sanguines *dépourvues d'enthothélium* et dans lesquelles les hématies sont, par conséquent, au contact direct du protoplasma. Ces lacunes forment d'ailleurs un réseau très riche et d'un dessin fort élégant, qui transforme la cellule placentaire en une masse trabéculaire et spongieuse. Ce réseau sanguin forme un certain nombre de territoires distincts, perpendiculaires à la surface du placenta et dont l'axe est occupé par une énorme lacune sanguine. Celle-ci procède du pédoncule placentaire et tient sous ses dépendances la circulation du petit territoire dont elle forme l'axe. Il y a là les indices d'une sorte de lobulation du placenta qui s'affirme encore par ce fait que chaque lobule est pénétré progressivement de sa périphérie au centre par les villosités choriales qu'on voit encore arrêtées, au vingtième jour de la gestation, à une distance notable de la partie centrale du lobule (cotylédon). Ce fait n'est pas indifférent à l'étude de l'élément que nous examinons ici.

Il revêt, en effet, une physionomie très différente selon qu'on l'examine dans la région périphérique ou la région centrale du lobule. Ici les travées protoplasmiques sont libres de toute connexion avec le chorion; elles ont dès lors une très grande épaisseur et peuvent être très commodément étudiées. Dans la zone de pénétration choriale les mêmes travées sont traversées par une villosité fœtale fort déliée, en sorte que chacune d'elles concourt à circonscrire par ses faces latérales une lacune sanguine et est parcourue dans son axe par une villosité choriale.

Quoi qu'il en soit, pénétrées ou non par les villosités choriales, nos travées protoplasmiques sont en parfaite continuité les unes avec les autres et forment un tout homogène auquel il est impossible de refuser l'unité et l'individualité qui s'attache à tout être continu pouvant vivre d'une vie indépendante.

Comme cette continuité est ici la chose nouvelle et discutable, il importe d'y insister : et d'abord les objectifs les plus pénétrants et les plus définissants ne parviennent pas à résoudre le stroma protoplasmique que nous étudions en cellules distinctes. Cette impuissance des objectifs pourrait, il est vrai, ne pas être considérée comme un élément décisif de démonstration. Aussi m'attacherai-je surtout à mettre en relief la distribution si irrégulière et, on pourrait dire, si désordonnée des noyaux. En certains points, ils forment, en effet, des groupes très compactes où on les voit jetés les uns sur les autres. Ailleurs, ils deviennent plus rares pour disparaître complètement, et il est assez fréquent de voir des travées entières dépourvues de noyau. Toutes ces apparences sont assez significatives pour ne laisser aucun doute dans l'esprit des observateurs et leur imposer au contraire la conviction que le protoplasma se mouvait silencieusement pendant la vie, imprimant aux noyaux des oscillations qui dépassaient considérablement les limites d'un territoire cellulaire.

La continuité est donc établie. Or, quelle valeur pourrait-on attribuer à une masse protoplasmique vivante, multinucléaire, continue et irréductible, sinon celle d'une cellule ?

Il faudra donc désormais compter avec cet élément

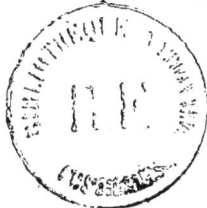

7

nouveau, dans l'histoire générale des cellules, et adopter comme mesure extrême de la grandeur de ces éléments, des valeurs que nous lui trouvons ici chez le lapin, le rat ou le cobaye, et qui peuvent atteindre 2 centimètres de largeur sur 1 centimètre de hauteur.

S'il fallait insister et indiquer avec plus de précision la place de la cellule placentaire en anatomie générale, peut-être serait-il légitime de la rapprocher de ces éléments dits cellules interstitielles qui ont en commun avec elle une fonction squelettique. Mais comme d'autre part cette cellule est traversée par une superbe circulation sanguine, que la présence naturelle des globules sanguins en plein protoplasma n'a été signalée jusqu'ici que dans les cellules vaso-formatives, c'est probablement à côté des cellules angioplastiques qu'on pourra placer plus tard la cellule placentaire.

La cellule placentaire s'éloigne encore par un autre côté qui n'est pas le moins intéressant des autres éléments ana-tomiques. Comme elle a pour mesure le placenta fœtal lui-même et que celui-ci est naturellement proportionnel à la taille des espèces animales auxquelles il appartient, il va de soi que la cellule placentaire obéit à la même pro-portionnalité. Elle constitue donc un élément qui, après s'être singularisé par son volume exceptionnellement dé-mesuré se singularise encore par cette circonstance qu'elle croît proportionnellement à la taille des espèces animales.

Les deux dernières propositions de la précédente note demandent à être précisées. Sur le premier point on ne saurait douter de la nature vaso-formative du symplaste. C'est une véritable éponge protoplasmique dont les cavités sont remplies de sang.

Quant à l'indétermination du volume du symplaste tirée de sa proportionnalité avec la taille des espèces animales, elle est assurément fort singulière et il importe d'autant plus d'en montrer la réalité.

Or, chez tous les rongeurs que j'ai pu étudier à cet égard et qui sont de tailles fort différentes (cobayes. souris, lapins), la zone fonctionnelle du placenta possède les caractères que je viens de faire connaître. Mais sa masse est très variable d'une espèce à l'autre, puisqu'elle a la valeur physiologique d'un tissu et même d'un organe et que dès lors son volume croît avec la taille des animaux.

Le symplaste placentaire possède en effet le privilège d'être en même temps un organe et une cellule. C'est un organe monocellulaire à la façon des cellules caliciformes, avec cette particularité que la cellule atteint ici des proportions démesurées. Nous aurons plus tard à discuter l'unité et l'individualité de cette étrange formation. Mais il importe au préalable de réunir tous les documents qui s'y rattachent et en particulier de résoudre la question d'origine.

Quel est le mode de formation du symplaste ? Telle est la question que nous avons à examiner et pour laquelle M. Mathias Duval a produit récemment une solution très différente de celle que j'avais proposée moi-même. Mais comme ce désaccord ne saurait compromettre la valeur que nous attribuons à notre symplaste, et laisse subsister ses caractères fondamentaux qui témoignent de son unité et de son individualité, nous nous en accommoderons provisoirement jusqu'à ce que de nouvelles recherches viennent déterminer notre choix.

Voici comment, par l'interprétation de faits comme ceux

que représente la figure 2, j'expliquais la production du symplaste placentaire [1].

Partant de cette double circonstance que des contours cellulaires sont invisibles dans cette masse, que la distribution irrégulière et désordonnée des noyaux exclut la possibilité de définir autour d'eux un territoire cellulaire, je concluais à l'existence d'une cellule unique, colossale, formant la masse du placenta maternel (zone fonctionnelle).

Cette conclusion a trouvé bien des incrédules. Les histologistes à qui j'ai fait voir mes préparations restent convaincus de l'irréductibilité de la masse placentaire (zone fonctionnelle). Mais ils restent perplexes devant la conclusion que ce fait paraît comporter, et ils éprouvent une très vive quoique fort discrète répugnance à admettre l'existence d'un élément anatomique d'une taille si exceptionnelle, qu'au terme de la gestation il peut atteindre un minimum de $0^m,05$ de diamètre.

Ils inclinent à croire que cet élément résulte de la fusion de cellules primitivement distinctes et conservant encore une autonomie au moins virtuelle qui déposséderait l'ensemble de sa qualité d'individu. Mais l'hypothèse de la fusion n'exclut pas le moins du monde cette qualité dans la cellule qui en est issue. Ce procédé de genèse cellulaire est depuis longtemps admis en botanique où on a consacré la chose par un mot, celui de *symplaste*, qui désigne les cellules issues de la fusion des cellules préexistantes.

Je ne sache pas que les botanistes refusent l'individualité au plasmode des myxomycètes dont la formation

---

[1] *Sur le processus vaso-formatif qui préside à l'édification de la zone fonctionnelle du placenta maternel dans le cobaye* (Société de biologie, séance du 20 novembre 1886).

par fusion est indiscutable, mais dont l'énergie propre et l'autonomie ne sont pas moins saisissantes.

La caduque fonctionnelle du placenta du cobaye pourrait bien être un symplaste, sans perdre pour cela l'individualité que je lui attribue.

Notre nouvelle espèce anatomique est un symplaste, en effet, et je vais mettre d'autant plus d'empressement à le montrer par l'étude du processus vaso-formatif qui lui donne naissance, que c'est, je crois bien, le premier exemple de formation cellulaire par fusion qui ait été produit chez les animaux supérieurs [1].

Mais si à l'origine et dès sa première ébauche le symplaste placentaire se constitue par fusion, il possède, dès sa formation, une individualité entière, se développe et s'accroît pour son propre compte et par un simple mouvement insterstitiel accusé par la prolifération nucléaire.

Il est le terme d'un processus vaso-formatif ayant son point de départ dans la zone fonctionnelle du placenta. Comme j'ai eu l'occasion de le faire remarquer déjà dans des notes précédentes, il existe deux zones dans les placentas uniques : 1° une zone superficielle seule acccessible aux villosités choriales, siège exclusif des échanges entre la mère et le fœtus et méritant pour ce motif le nom de zone fonctionnelle; 2° une zone profonde histologiquement très différente de la première, à laquelle elle sert en quelque sorte de piédestal et à qui convient le nom

---

[1] On serait tenté, sans doute, de rapprocher de notre *plasmodium* les formations résultant de l'anastomose des cellules conjonctives, telles que les a montrées M. le professeur Renaut, soit dans le tissu conjonctif lâche, soit dans la cornée. (Voir la thèse de M. Eloui, sur le tissu conjonctif de la cornée.) Mais dans ces cas, en dépit de l'intimité des liens qui les rattachent, tous les éléments me paraissent conserver leur entière |antonomie.

de zone basale. Or, à ses débuts et avant l'invasion choriale, le placenta du cobaye est réduit à la zone basale.
Mais cette zone est précisément pourvue des éléments
vaso-formatifs qui, par leur émergence et par leur coa-
lescence à la face libre, vont amener la formation de la
zone fonctionnelle.

Sur des préparations de placentas très jeunes ayant à
peu près 8 à 9 millimètres de base sur 4 ou 5 millimètres
de hauteur, la zone fonctionnelle n'est pas encore distincte
à l'œil nu. Sur les coupes axiales on la voit (fig. 2)
former une mince couche au-dessus de la basale qu'elle
déprime légèrement en forme de cuvette; elle a la constitution réticulaire et l'unité cellulaire que j'ai décrites
dans ma première note; mais les travées sont à ce moment
très déliées, et, sauf à la base où elles atteignent l'épaisseur
accoutumée, elles n'ont en moyenne que 1 ou 2 μ de diamètre. Les noyaux très volumineux siègent aux points
nodaux, mais il y a çà et là de grands espaces qui en sont
dépourvus.

Le chorion repose sur la face libre de cette formation sans y pénétrer. Quelques villosités fort courtes et
épaisses, encore revêtues de leur épithélium, y causent
seulement de légères dépressions.

Examinons maintenant le procédé par lequel la zone
fonctionnelle dont nous venons de voir l'ébauche dérive
de la zone basilaire.

Celle-ci est entièrement conjonctive; elle est formée
de ces grosses cellules connues sous le nom de cellules de
la caduque. Ici elles se font remarquer par leur énorme
volume et celui de leur noyau elliptique.

Un grand nombre de cellules de la caduque se creusent

d'une cavité qui paraît comme taillée à l'emporte-pièce et remplie de globules sanguins. Ces cellules s'accroissent, leurs noyaux se multiplient, elles s'allongent, se ramifient; leur tronc et leurs branches se creusent d'une cavité sanguine et l'ensemble forme des éléments vaso-formatifs qui, par leurs dimensions et leur facies, se détachent vigoureusement sur le fond uniforme des cellules non différenciées.

Au fur et à mesure qu'on pratique des coupes et que l'on se rapproche de l'axe du placenta, on voit les cellules vaso-formatives converger vers la face supérieure et se jeter dans le système lacunaire de la zone fonctionnelle.

La gaine protoplasmique de ces éléments se continue directement avec les travées plus profondes et leur lumière s'ouvre dans les mailles du réseau fonctionnel. Celui-ci apparaît alors comme l'épanouissement et l'efflorescence à la face supérieure de la basale des cellules vaso-formatives différenciées dans cette dernière et fondues dès leur émergence en une formation unique de même composition et de même nature.

Dans un récent mémoire, où M. le docteur Vincenzo Colluci [1], de l'École vétérinaire de Bologne, me fait l'honneur de discuter et de combattre la systématisation que j'ai récemment produite sur le placenta [2], l'auteur signale, dans la marmotte, des cellules vaso-formatives en tout semblables à celles que je viens de décrire ; mais il n'a

---

[1] *Sulla vera natura glandolare della porzione materna della placenta nella donna e negli animali*, Memoria del dott. Vincenzo Collucci. Bologna, 1886.

[2] *Sur la nature de la néoformation placentaire et l'unité du placenta* (*Comptes rendus de l'Académie des sciences de Paris*, 9 mars 1886).

pas vu leur lien histogénétique avec la zone fonctionnelle
du placenta et les considère comme une forme particulière
des vaisseaux de la basale. Or, tout ce que j'ai vu au cours
du développement ultérieur du placenta m'autorise à affirmer que les cellules vaso-formatives différenciées dans la
basale sont exclusivement dirigées vers la formation du
symplaste fonctionnel.

Une fois formé par la fusion des cellules vaso-formatives
émergées de la basale, le symplaste fonctionnel du placenta est désormais en pleine possession de son autonomie
et il s'accroît par un simple mouvement interstitiel qui
s'accuse en certains endroits par une exubérance de vie
nucléaire. Sur les bords des lobules, la prolifération des
noyaux est extrêmement intense, elle aboutit à la formation de cellules isolées réunies en petits amas qui fixent
énergiquement le carmin et tranchent sur le fond jaune
orangé du tissu. On dirait autant de bourgeons. Je les
considère, pour ma part, comme des bourgeons d'accroissement ;

Concluons : 1° La zone fonctionnelle du placenta du
cobaye est une masse irréductible de protoplasma creusée
de lacunes sanguines ;

2° Elle résulte de la confluence et de la fusion de
cellules vaso-formatives différenciées dans la zone basale ;

3° Par ce mode d'origine, elle est morphologiquement
équivalente à ce que les botanistes appellent un symplaste ;

4° Dès sa formation, le symplaste placentaire s'accroît
par un mouvement interstitiel propre et, sauf les liens
fonctionnels qui le rattachent à la mère et au fœtus, il a
la qualité d'individu au même titre que les autres éléments
anatomiques ;

5° La genèse cellulaire par fusion est désormais un fait acquis à l'anatomie générale.

Telles sont les conclusions auxquelles je m'étais arrêté dans ma note du 20 novembre 1886. La communication de Mathias Duval sur le même sujet (12 mars 1887) attira vivement mon attention et, par la nouveauté et la singularité des faits qu'elle mettait en lumière, elle était bien faite pour m'inspirer l'étonnement et l'admiration le plus vifs. L'origine du symplaste est en effet autrement interprétée par le professeur de la Faculté de Paris. Je n'avais qu'à m'incliner devant des assertions si autorisées qui contredisaient les miennes. Je n'ai pas eu d'ailleurs l'occasion jusqu'ici de vérifier les résultats annoncés par Mathias Duval et je n'en éprouve qu'un médiocre chagrin, parce que si ces résultats infirment les miens sur un point, ils laissent entières et ils sanctionnent les autres conclusions qu'il m'importe ici de mettre en relief, à savoir que la formation placentaire du cobaye est un symplaste et partant une unité, une individualité anatomique, une forme remarquable de géantisme colossal.

L'adhésion implicite de Mathias Duval m'est si précieuse, les faits nouveaux qu'il expose sont si délicats et son récit succinct et sobre est si difficile à analyser que je ne saurais mieux en rendre compte qu'en reproduisant intégralement ici le texte même de la note de l'auteur.

« Mes études sur le cobaye ont eu pour origine les communications faites à la Société de biologie (décembre 1884) par le Dr Curie, sur les communications de la mère au fœtus chez les rongeurs. Désireux de vérifier par des coupes les résultats annoncés par M. Curie, j'entrepris une série de préparations sur des placentas de cobayes que M. Curie voulut bien me livrer tout injectés; mais je me trouvai bientôt en présence de faits si singuliers au point de vue de la nature et de la disposition des éléments anatomiques observés, qu'abandonnant provisoirement la question des injections, je poursuivis exclusivement l'étude de l'origine et du développement du disque placentaire de ce rongeur. J'ai consacré deux années à ces recherches qui cependant ne m'auraient pas amené à un résultat satisfaisant, si je n'avais été conduit en même temps, par des nécessités d'enseignement, à me mettre au courant des récents travaux sur l'inversion des feuillets blastodermiques chez les rongeurs, et à vérifier les recherches de Selenka sur ce sujet. Le cochon d'Inde est, en effet, de tous les rongeurs, celui qui présente le phénomène de l'inversion blastodermique sous sa forme la plus complexe et la plus anormale. Sans avoir encore réuni une collection de préparations comparables à celle qui a permis à Selenka de publier sa monographie, j'ai pu vérifier les points principaux de l'œuvre de cet embryologiste, et je puis aujourd'hui me rallier, à tous égards, à ses interprétations.

« Si donc nous prenons pour point de départ l'œuf du cobaye au dixième jour, nous le voyons formé par un cylindre entodermique qui renferme à chacune de ses extrémités une cavité circonscrite par une couche ectodermique; à l'extrémité qui regarde vers le bord libre de la corne utérine, la formation ectodermique représente un organe particulier, que Selenka désigne sous le nom de *Träger*, que nous traduisons par celui de suspenseur. C'est en effet cet organe qui devient aussitôt adhérent à la paroi utérine correspondante et qui va se transformer en placenta.

« A ce moment (dixième jour) le suspenseur a la forme d'un dé à coudre, qui adhère à l'utérus par son extrémité en cul-de-sac ; il est formé d'une double paroi, l'une externe, l'autre interne, invaginée dans la précédente, chacune étant constituée par une simple couche de cellules ectodermiques. Mais en même temps que se produit l'adhérence entre le suspenseur et l'utérus (j'indiquerai dans une autre note les modifications de l'utérus corrélatives à l'établissement de cette adhérence), la couche externe s'atrophie, au moins par places, et laisse passage à de fins vaisseaux maternels qui s'insinuent dans l'espace linéaire compris entre les deux lames ectodermiques de ce suspenseur. Ce fait a été très nettement indiqué par Selenka ; mais tandis que cet auteur abandonne ensuite le développement ultérieur du suspenseur pour s'occuper exclusivement de la cavité amniotique et de l'embryon développés à l'autre bout du cylindre œuf, je me suis spécialement attaché à poursuivre les transformations du suspenseur.

« Ce qui s'y produit alors ne peut être complètement démontré qu'à l'aide de longues explications accompagnées de figures. Dans cette note préliminaire, je le résumerai en une formule : Le tissu ectodermique du suspenseur se vascularise par des vaisseaux venus de la mère ; au quatorzième jour, ce suspenseur forme un cône de 3 millimètres de diamètre à sa base, constitué par des cellules ectodermiques creusées de lacunes intercellulaires remplies par le sang maternel. Ces cellules ectodermiques paraissent fusionnées en un réseau de travées protoplasmiques semées de noyaux, sans qu'il soit possible de distinguer les limites de chaque cellule correspondant à chaque noyau. C'est cet état que Laulanié *(Biologie)* a décrit comme un symplaste; mais si la description de cet auteur paraît exacte, on voit, par ce qui précède, que pour nous, l'origine de ce symplaste ne résulte nullement d'un processus vaso-formatif, provenant des éléments cellulaires de la caduque utérine. (Laulanié, 20 novembre 1886.)

   « Pendant plusieurs jours, ce disque placentaire s'accroît sans recevoir de vaisseau du fœtus; au dix-septième jour, l'allantoïde arrive à son contact; au dix-neuvième jour seulement, on voit les vaisseaux allantoïdiens pénétrer dans ce disque placentaire, dont l'aspect change rapidement. Nous indiquerons ces nouvelles transformations dans une note ultérieure.

   « Le fait essentiel de la présente note nous offre donc, en résumé, un double intérêt.

   « 1° Il nous montre un tissu épithélial (épidermique et ectodermique) envahi par les vaisseaux. Si anormal qu'il paraisse, il a cependant ses analogues dans la formation du foie d'une part; d'autre part, d'après les récentes recherches de Retterer, sur la formation de la glande de Fabricius et des amygdales, et enfin dans les faits indiqués par Hermann et Tourneux dans le développement du thymus.

   « 2° Ce tissu épithélial, appartenant à l'embryon, est, à cette époque (jusqu'au dix-huitième ou dix-neuvième jour), vascularisé par des vaisseaux de la mère. C'est un cas typique de greffe.

   « L'étude du développement du placenta du lapin présente, ainsi que nous le ferons prochainement connaître,

des faits analogues, mais d'apparence moins anormale,
c'est-à-dire que le développement du placenta a lieu par
processus intermédiaire entre ce que nous venons d'indiquer pour le cobaye et ce qu'on sait ou croit savoir pour
les autres mammifères. »

Comme on le voit, tout en faisant provenir la masse
protoplasmique creusée de lacunes sanguines que nous
avons décrite, de la fusion d'éléments ectodermiques du
fœtus, M. Mathias Duval lui conserve très explicitement
la valeur que je lui ai donnée, celle d'un symplaste irréductible, possédant la qualité d'être monocellulaire et
l'autonomie propre à tous les éléments anatomiques. Pour
ne laisser subsister aucun doute sur l'exactitude de cette
attribution, je me bornerai à souligner, en terminant, cette
remarque déjà faite : à savoir que dès ses premières origines par fusion cellulaire, le symplaste placentaire
s'accroît par expansion et par un mouvement propre
jusqu'au terme de la gestation. Pendant le cours de cet
accroissement qui donne à ses dimensions, d'abord invisibles, une valeur de 3 centimètres environ et lui com-
munique une masse des milliers de fois plus considérable,
il est impossible de surprendre en lui le moindre fait
d'annexion cellulaire. Il s'affranchit, à cet égard, dès le
début et cesse d'être tributaire soit du chorion, soit de la
basale. Il ne peut rien recevoir du chorion qui dans les
parties qui le pénètrent a perdu son revêtement épithélial.
Et du côté de la caduque qui l'embrasse étroitement
jusqu'à l'insertion du chorion, ses limites sont toujours
parfaitement tranchées. Il reste donc lui-même du com-
mencement à la fin, et son accroissement propre nous paraît
être l'achèvement de son individualité et de son autonomie

si fortement empreintes d'ailleurs dans les détails si simples de sa structure.

Dès lors il constitue une espèce particulière de géan-tisme dont on ne saurait plus contester la légitimité te dans laquelle il conviendra de faire une place dans la classification qui terminera ce travail.

c. DE L'ARBORESCENCE SOUS-PLACENTAIRE

Je désigne sous ce nom une spécialisation fort remarquable du système vaso-formatif du placenta du cobaye, une adaption du symplaste plongeant comme lui ses racines et s'alimentant dans les cellules vaso-formatives ramescentes de la basale.

Sur une coupe axiale on verrait le symplaste excavé sur le milieu de sa face supérieure et formant une voûte recouvrant notre formation. Celle-ci figure dans son ensemble une superbe arborescence dont les troncs et les racines s'enfoncent en divergeant dans la basale sous la forme de cellules vaso-formatives ramescentes et anastomosées, et dont les branches s'épanouissent en superbes digitations rouges sous la voûte symplastique. Il existe ainsi entre la voûte symplastique et les digitations de l'arborescence un espace où se répandent les divisions du chorion qui ont déjà traversé les lobules de la zone fonctionnelle et qui, parvenues au contact de l'arborescence, pénètrent entre les diverses branches sous forme de villosités.

Cette formation avait beaucoup frappé Ercolani qui la regardait comme l'homologue d'un cotylédon de ruminant et n'y voyait qu'une formation glandulaire venant à l'appui de sa systématisation. En réalité, il n'y a là, je le répète, qu'une spécialisation, une adaptation locale du processus vaso-formatif que nous avons vu aboutir au symplaste. C'est un département du symplaste ayant en commun avec lui les racines alimentaires et l'organisation. Le détail qui vient ici singulariser la structure du symplaste, c'est l'énorme exubérance de végétation nucléaire qui se fait remarquer aux limites des digitations et des branches et fait naître ces apparences de bourgeons embryonnaires. Inspiré par ses idées préconçues, Ercolain pouvait s'y tromper et prendre cette épaisse bordure nucléaire pour une assise épithéliale. Ce détail n'est d'ailleurs pas spécial à l'arborescence. Nous avons signalé plus haut le même fait à la limite des zones lobulaires du symplaste qui ont encore échappé à la pénétration des villosités choriales. Il se grossit singulièrement aux limites de l'arborescence, au point de masquer au premier regard son organisation et de donner le change à un esprit prévenu.

d. GELLULES GÉANTES DE REVÊTEMENT A LA FACE INTERNE DES VAISSEAUX

Entre autres particularités remarquables que nous a révélées l'étude du placenta du cobaye, je dois signaler le remplacement de l'endothélium des vaisseaux de la basale par des cellules géantes. On trouve très fréquemment dans la basale la coupe de vaisseaux remplis de sang et dont les limites et les contours sont constitués par des cellules géantes multinucléées, à volume très inégal et montrant quelque tendance à se fusionner. En quelques points, les éléments présentent les altérations de la dégénérescence caséeuse et, comme il arrive fréquemment, elles se détachent facilement et paraissent toute prêtes à former des embolies menaçantes pour la circulation et l'organisation du placenta. Cette disposition s'expliquerait peut être, si on se rappelle que les cellules vaso-formatives ou plutôt leurs travées secondaires ne limitent le sang que par leur surface convexe. Dès lors, on pourrait incliner à voir dans les cellules géantes endothéliales une spécialisation des cellules vaso-formatives.

Telles sont les étranges adaptations des angioblastes normaux du placenta. Mais ils n'ont pas nécessairement une évolution entière et il nous reste à examiner les formes de géantisme qu'elles réalisent par leur avortement.

e. CELLULES GÉANTES RÉSULTANT DE L'AVORTEMENT DES CELLULES VASO-FORMATIVES

Vers la fin de la gestation, les cellules vaso-formatives n'achèvent pas leur évolution ou même rétrogradent. Elles s'oblitèrent et se disloquent; leurs débris forment des masses isolées réduites à des cylindres ou des fragments ramescents bourrés de noyaux. En certains points, ces débris se fusionnent et forment des amas extrêmement volumineux et contenant des centaines de noyaux. Ces blocs géants de protoplasma multinucléaire ont une tendance marquée à dégénérer.

CELLULES GÉANTES DE PROLIFÉRATION

La caduque inter-utéro-placentaire (zone basale) s'accroît d'une manière continue jusqu'au terme de la gestation. Elle est donc le siège d'une prolifération cellulaire, mais languissante et paresseuse, c'est-à-dire on ne peut plus propre au développement des cellules géantes irritatives. Aussi y trouverons-nous les homologues exacts des deux formes pathologiques que nous avons étudiées dans le premier chapitre.

a. CELLULES GÉANTES VRAIES MONOCELLULAIRES

Je les ai rencontrées sur le placenta du cobaye, formant dans la partie moyenne de la caduque une assise fort remarquable par certains détails.

Et d'abord le volume des cellules, qui peut atteindre 240 à 250 μ et celui du ou des noyaux (car elles en ont souvent deux), qui mesure de 40 à 80 μ.

Le protoplasma est pâle, finement granuleux et souvent creusé de grandes vacuoles sphériques et inégales, séparées par de fines travées Le noyau, très avide de matières colorantes, présente un ou plusieurs nucléoles brillants réfringents et qui au picro-carminate prennent une teinte jaunâtre faisant contraste avec la coloration rouge foncée de la chromatine. Celle-ci, très abondante, est en certains endroits très nettement filamenteuse.

8

Ce noyau se divise parfois en deux et ébauche un processus de division qui paraît ne pas aller au delà.

Mais un des détails qui m'ont le plus frappé c'est de voir
coexister dans de rares éléments avec le noyau principal
que je viens de décrire une quantité souvent considérable
de petits noyaux accessoires vésiculeux et nucléolés et
rappelant très exactement les noyaux des *Riesenzellen*
banales. Je n'ai pas pu saisir nettement le mode de formation de ces noyaux secondaires. Mais certaines images
me laissent soupçonner qu'ils viennent par bourgeonne-
ment du noyau principal. Il y a là un petit problème de
cytogenèse à serrer de près par des méthodes appropriées.

Les éléments que j'examine m'ont donné incidemment
des témoignages très précis sur les rapports de la substance nucléaire et du protoplasma. Les cytologistes actuels
ne sont pas d'accord sur ce point et professent contradictoirement les uns que les filaments de la nucléine se con
tinuent avec ceux du protoplasma, les autres qu'ils en
sont tout à fait indépendants. Je me rangerais volontiers
à l'avis de ces derniers ou tout au moins j'incline à penser
que les liens qui rattachent la substance des deux parties
essentielles de la cellule sont bien précaires et bien fra-
giles, car sur beaucoup de cellules géantes vraies de la
caduque le noyau se rétracte et laisse apercevoir les contours de l'alvéole protoplasmique qu'il occupait. Cette loge
en certains points a même été abandonnée par son habi-
tant et apparaît dans toute son étendue.

Quant à la valeur de ces éléments, ce sont purement
des cellules conjonctives exubérantes remplissant un
rôle de soutien et ne participant aucunement au processus
vaso-formateur. Les vacuoles creusées dans quelques-

unes d'entre elles ne contiennent jamais de sang. A cet
égard elles font comme les cellules banales de la caduque
et s'écartent simplement pour limiter la canalisation sanguine qui est dépourvue de revêtement propre.

Nous avons signalé tout à l'heure chez ces éléments un
effort vers la prolifération nucléaire et la formation de
cellules géantes multinucléaires.

b. CELLULES GÉANTES DE SOUTIEN

Ce type trouve une réalisation abondante dans certaines
espèces animales et en particulier le lapin. Sous la zone
basale du placenta on trouve dans cette espèce une nappe
très curieuse, entièrement formée de grosses cellules me
surant 100 à 150 μ et contenant un grand nombre de
noyaux. Dans l'immense majorité d'entre elles le protoplasma a été remplacé par la mucine et le corps est clair
et incolore. Ces cellules géantes forment encore ici la
charpente d'une formation sanguine très importante et
très riche ; elles ménagent des intervalles anastomosés
et occupés par de véritables lacs sanguins.

Nous arrivons maintenant à des éléments qui par leurs
caractères anatomiques, les circonstances et le mode de
leur production, leur indifférence fonctionnelle, leur fragilité, reproduisent en l'accentuant encore la physionomie
des *Riesenzellen* irritatives étudiées dans un précédent
chapitre.

c. CELLULES GÉANTES IRRITATIVES NORMALES

Pour en bien voir l'origine, sinon le dessin tout entier, il est bon d'étudier de jeunes placentas au moment où le symplaste fonctionnel commence à se constituer soit par la fusion des cellules vaso-formatives, comme je l'ai soutenu dans ma note à la Société de biologie, soit par la fusion des cellules ectodermiques du chorion, comme l'a annoncé Mathias Duval par la note ultérieure que j'ai déjà citée.

Sur les préparations axiales de pareils placentas la caduque (basale) qui forme la masse la plus importante, les neuf dixième au moins, est formée de cellules qui vont grossissant de la profondeur à la surface. Vers la partie moyenne elles sont turgescentes, ont un protoplasma coloré en jaune orangé et pourvu d'un très beau noyau vésiculeux et sphérique. Beaucoup sont en pleine division (noyau en bissac ou déjà divisé) et témoignent de l'activité formative dont le placenta est le foyer à cette époque où son accroissement est particulièrement hâtif. Or, sur beaucoup d'entre elles l'énergie proliférative s'épuise au noyau qui se multiplie exclusivement, le protoplasma se borne à augmenter de volume, et il est possible de saisir tous les intermédiaires jusqu'à la réalisation des *Riesenzellen* typiques. Pendant la période de prolifération les noyaux augmentent de nombre et forment une masse serrée et désordonnée au centre de l'élément qui s'accroît. A un certain moment et tout près de la surface, sous le

symplaste, la cellule a épuisé tout son effort de développement; elle atteint 150 μ, 200 μ, 240 μ, et possède quelquefois un nombre invraisemblable de beaux noyaux
vésiculeux assez riches en chromatine pour prendre une
teinte foncée; seulement, et c'est là une particularité intéressante, les noyaux ont abandonné les régions centrales
du protoplasma pour se porter sur les bords où ils s'accumulent et forment de superbes grappes ou de magnifiques
collerettes. Ils sont alors tellement pressés les uns sur
les autres qu'il est très difficile de les compter. C'est
approximativement que j'en évalue le nombre à quarante
ou cinquante. Le protoplasma est très dense, sombre,
grossièrement granuleux.

Ces *Riesenzellen* bornent là leur évolution. Jamais
elles ne se creusent de cavités sanguines, et à une époque
plus avancée du développement nous les verrons frappées
de dégénérescence. Elles ont donc au milieu de ce processus néo-formateur, dans ce foyer de multiplication
cellulaire, la même valeur que les *Riesenzellen* irritatives qui accompagnent les proliférations inflammatoires.
L'analogie, et je dirai l'identité est complète entre les
deux ordres d'éléments, et si on peut dire que le placenta
est un processus irritatif normal, les cellules géantes qui
s'y trouvent engagées n'ont pas d'autre origine, d'autre
destinée et d'autre valeur que les *Riesenzellen* pathologiques. Les faits de l'anatomie normale et de l'anatomie
pathologique s'éclairent ici les uns par les autres et concourent à préparer et asseoir la même interprétation. Ces
Riesenzellen irritatives normales ne se retrouvent pas o
tous les moments de l'évolution du placenta, mais au delà
de cette période, où elles atteignent toute leur ampleur,

on les voit déchoir progressivement et s'altérer jusqu'à
la transformation caséeuse qui les frappe en bloc et dissi-
mulerait complètement leur nature, n'étaient- ce quelques
vestiges de noyaux encore reconnaissables dans quelques-
unes. Cette dégénérescence est suivie de la résorption
complète des *Riesenzellen*, car, vers la fin de la gestation, on n'en trouve pas de traces.

L'état normal nous a donc montré les équivalents immédiats et complets des deux grandes formes de cellules
géantes que nous avons distinguées en pathologie : les
Riesenzellen irritatives et les angioblastes néoplasiques.

III

DU GÉANTISME CELLULAIRE CONSIDÉRÉ AU POINT DE VUE TÉRATOLOGIQUE

Parvenu au terme de notre étude analytique, il nous paraît nécessaire de reprendre à nouveau les formes du géantisme cellulaire que nous avons rencontrées aussi bien dans les tissus normaux que dans les productions pathologiques, et d'examiner si et comment elles s'écartent des types habituels, de déterminer la mesure et la gravité de leur anomalie.

Or, à cet égard, il convient de distinguer deux grands groupes, selon que les cellules géantes ont une évolution définie vers un résultat et revêtent des attributions physiologiques, ou que par les circonstances de leur production et la direction de leur destinée elles se dérobent à toute adaptation fonctionnelle.

Dans le premier groupe, il faut évidemment faire entrer :

1° Les cellules vaso-formatives et leurs dérivés : symplastes placentaires, arborescences sous-placentaires ;

2° Les cellules multinucléées de soutien, comme celles que nous avons vues s'introduire dans le placenta du lapin et y former une assise importante ;

3° Les cellules de revêtement qui tapissent le fond des cavités cotylédonaires des ruminants ou les lames du placenta zonaire des carnassiers.

Dans le deuxième groupe rentrent naturellement :

1° Les éléments du type des *angioblastes néoplasiques ;*

2° Ceux du type des *Riesenzellen* irritatives.

Cette séparation pourrait être consacrée par un langage concis : les mots *géantisme spécialisé* et *géantisme indifférent* nous paraissent convenir pour désigner les deux groupes qui précèdent. Nous avons donc à déterminer la signification tératologique des formes suivantes :

I. GÉANTISME SPÉCIALISÉ.
- *a.* Cellules vaso-formatives.
- *b.* Symplastes placentaires.
- *c.* Arborescences sous-placentaires.
- *d.* Cellules géantes de soutien.
- *e.* Cellules géantes de revêtement.

II. GÉANTISME INDIFFÉRENT.
- *a.* Myéloplaxes.
- *b.* Angioblastes néoplasiques.
- *c.* *Riesenzellen* irritatives ou de prolifération.
- *d.* Cellules hypertrophiques de prolifération.

Or, toutes ces espèces sont elles véritablement *géantes* au sens tératologique de ce mot? C'est-à-dire, sont-elles affectées de l'anomalie propre aux individus qui dépassent la taille accoutumée des individus de leur espèce?

Évidemment, les formes du premier groupe (géantisme spécialisé) ne répondent pas à la définition du géantisme. D'une part, l'anomalie disparaît et s'efface en elles devant l'appropriation fonctionnelle qui en fait des éléments de soutien, de revêtement ou d'irrigation sanguine et devant leur énergie propre qui les maintient indéfiniment vivantes. D'autre part, leur caractère essentiel est d'être précisé-sément telles qu'elles sont. Leur organisation s'adapte entièrement à leur objet fonctionnel et l'énorme volume qu'elles peuvent atteindre comme le symplaste placentaire devient pour elles non pas un caractère individuel, mais un caractère spécifique. Ici c'est l'espèce cellulaire et non l'individu qui a une taille inaccoutumée. Or, l'individu seul peut être affecté d'anomalie, l'espèce y échappe entiè-rement, et il est naturel qu'il y ait entre les diverses espèces d'éléments anatomiques les mêmes dissemblances de volume que l'on trouve dans les espèces animales. Pour celles de ces dernières qui, comme les mastotontes ou l'*Elephas primigenius*, atteignent des proportions gigantesques, le mot géantisme ne saurait s'employer qu'à la condition de perdre son acception scientifique pour revêtir une forme purement littéraire.

Les formes du géantisme indifférent sont certainement affectées d'anomalie, mais sont-elles affectées de géantisme? Il importe ici de distinguer les angioblastes néoplasiques des autres formes. Ces éléments, partout où on les ren-contre, sont les ébauches inachevées des cellules vaso-

formatives, c'est-à-dire d'éléments trouvant leur place
dans le premier groupe et dont le caractère propre est
d'atteindre une grandeur inaccoutumée aux autres espèces.
On ne saurait donc les qualifier de cellules géantes, puisque, loin de dépasser la taille des individus de leur
espèce, ils restent au-dessous d'eux et résultent d'un avortement et d'un arrêt. Dire, comme l'ont dit Malassez et
Monod, que ce sont des vaisseaux métatypiques, c'est
exprimer la même chose sous une autre forme. J'aime
autant déclarer que les angioblastes néoplasiques sont des
avortons, sinon des nains.

Quant aux *Riesenzellen* irritatives, elles nous paraissent devoir mériter la qualification de cellules géantes. Et
d'abord il importe de se souvenir des circonstances de leur
origine : elles apparaissent au cours d'une prolifération
laborieuse et se dénoncent par leurs caractères exceptionnels au milieu des individus de la même génération et
conséquemment de la même espèce. C'est là le point important, elles ne forment pas une espèce nouvelle. Elles
font partie d'une génération et d'une espèce très vulgaire
et très banale : celle des éléments de prolifération inflammatoire. Mais elles s'écartent des individus de leur
espèce par leur taille exceptionnellement grande. C'est
précisément le propre du géantisme, et les *Riesenzellen*
irritatives sont des individus géants, puisqu'ils sont beaucoup plus grands que leurs pareils.

Les cellules géantes de prolifération sont si bien des
individus anormaux qu'elles sont incapables de proliférer
elles-mêmes. Jamais, que je sache, on n'a surpris en elles
des signes de division, et souvent on les voit frappées
d'une déchéance précoce qui abrège leur durée. Cette in-

capacité de faire souche les isole bien, ce me semble, dans leur monstruosité individuelle, car elle les dépouille du critérium physiologique de l'espèce.

Mais le géantisme s'acquiert ici par un mode fort indirect, qui, loin de suggérer l'idée d'une exubérance formative, appelle l'idée d'une défaillance. Les *Riesenzellen* irritatives résultent en effet d'une prolifération dntgie s'épuise exclusivement sur le noyau et ne peut atteindre le protoplasma. Comme le disait Weigert[1], l'irritation formative est ici insuffisante et ralentie, et il paraît légitime de penser que l'anomalie est le résultat d'un arrêt et non d'un excès de développement. Mais, en somme, l'excès est manifeste dans l'hypertrophie du protoplasma, et, d'autre part, nous avons fait voir des individus dans lesquels la déviation formatrice se traduit par l'hypertrophie simultanée du protoplasma et du noyau et produit de véritables géants. Ces formes de transition, que nous avons rencontrées aussi bien dans les tissus normaux (caduque) que dans les tissus de prolifération morbide, semblent bien établir que le fait premier dans la formation des *Riesenzellen* irritatives est un fait d'hypertrophie. Dans tous les cas, il est bien difficile de savoir celui des deux faits, hyperplasie nucléaire et hypertrophie du corps, qui précède et domine l'autre. Mais le résultat est indéniable et grossièrement évident. Les cellules multinucléées qui dépassent les limites de la taille assignées aux individus de leur espèce sont, quoi qu'on fasse, des cellules géantes.

En résumé :

1° Parmi les variétés du géantisme indifférent, il faut

---

[1] Weigert, *Zur Theorie der tuberculosen Riesenzellen (Deutsche med. Woch.*, n° 35, 1885).

distinguer les angioblastes néoplasiques (cellules des tumeurs dites à myéloplaxes), qui sont simplement des avortons de cellules vaso-formatives, et les *Riesen-zellen* irritatives, qui sont des individus géants : *a*, par hyperplasie nucléaire et hypertrophie du protoplasma; *b*, par hypertrophie du protaplasma et du noyau unique.

2° Toutes les formes de géantisme spécialisé (cellules vaso-formatives, symplaste placentaire, cellules géantes de soutien, etc.) appartiennent à des espèces dont la taille, si démesurée qu'elle soit, est un caractère dominateur et ne saurait devenir une anomalie;

IV

LE GÉANTISME CELLULAIRE ET LA NOTION DU PROTOPLASMA

J'entends parler, sous ce titre, de l'enseignement que les faits prédemment exposés pourraient apporter touchant les limites de l'accroissement du protoplasma.

Les connaissances acceptées, en général, sur ce point peuvent se résumer, ce me semble, de la manière suivante :

1° Le protoplasma n'existe qu'à l'état d'êtres vivants (monères ou cellules);

2° Tout être monocellulaire est défini dans sa taille qui ne dépasse jamais une mesure moyenne caractéristique de son espèce.

La première de ces propositions n'est pas discutable et n'a pas à être examinée. C'est l'expression d'une identité. Le protoplasma implique la vie. Il implique aussi la vie d'un être possédant au vrai sens du mot l'*individualité*, c'est-à-dire cette qualité s'attachant à tout être *continu* et pourvu d'une autonomie relative.

Or, l'individualité, si elle a pour critérium essentiel la continuité de l'être et son autonomie possible comme celle des éléments anatomiques, paraît aussi entraîner cette condition seconde que l'être qui la possède est défini dans sa mesure matérielle et que, parvenu au terme de son accroissement, il s'arrête à une limite qui est la même pour tous les individus de son espèce.

Mais ce critérium a précisément été menacé dans ces dernières années par l'avènement du *Bathybius Hæckelii*. On sait l'émotion causée par cette pseudo-découverte qui venait mettre en question, sinon bouleverser, toutes les notions acquises sur le protoplasma en montrant son existence à l'état diffus et indéterminé. Ce fait, s'il eût été confirmé, venait donner toute sa réalité au rêve de quelques biologistes qui ne désespèrent pas d'atteindre à la synthèse du protoplasma et de le fabriquer de toute pièce comme un principe immédiat.

L'apparition spontanée de la matière vivante sous cette forme indéfinie était bien faite pour ranimer des espérances auxquelles dans ses heures de métaphysique comme il en avait quelquefois Cl. Bernard avait donné l'appui de sa haute autorité.

On sait cependant ce qu'il advint du fameux *Bathybius Hæckelii :* il se trouva que le prétendu protoplasma n'était qu'un vulgaire précipité organique et minéral dépourvu de vitalité, et toutes les propositions émises au début restent provisoirement exactes. Parmi les marques de l'individualité chez les êtres monocellulaires, il faut compter la détermination volumétrique.

Mais les formes de géantisme cellulaire, qui en bien des cas échappent à toute définition de grandeur ne pourraient-elles pas être invoquées contre un pareil critérium ? En un mot la *loi de la taille* est-elle absolue ? N'y a t-il pas, sinon dans l'ordre des réalités actuelles, au moins dans l'ordre des réalités à venir, des êtres monocellulaires indéterminés du côté de la taille ? La zoologie, on l'a vu, est impuissante à résoudre cette question. Le *Bathybius* n'a été qu'une méprise.

L'anatomie générale serait-elle plus démonstrative ? Elle apporte à coup sûr des documents qui méritent d'être examinés à cet égard, parce qu'aux regards d'un biologiste prévenu, ils sont de ceux qui démontrent ou amoindrissent la loi de la taille.

Parmi les cellules géantes, il en est un grand nombre en effet qui paraissent échapper à toute détermination volumétrique. Pour ne parler que des *Riesenzellen* irritatives, on a vu comment leur diamètre dépend en bien des circonstances de l'espace préétabli qui leur donne leur empreinte (alvéoles pulmonaires, mailles de l'épiploon, vaisseaux) du corps étranger qu'elles enveloppent ou qu'elles embrassent (fils de soie, de coton, cheveux, spores de lycopode, actinomyces, etc.), et même lorsqu'elles se développent librement à l'abri de toute limitation mécanique, elles ont dans le même processus le diamètre le plus varié. Cette diversité est particulièrement saisissante dans la caduque, et on ne saurait objecter qu'il s'agit ici d'éléments en voie de formation et parvenus à des moments différents de leur entier achèvement, car l'inégalité et l'indétermination se manifestent aussi clairement dans cette période de l'évolution de la caduque où les cellules géantes sont si bien achevées qu'elles sont atteintes par la dégénérescence. Dès lors, nous sommes en présence d'individus monocellulaires indéfinis par le diamètre et possédant par là même l'attribut fondamental et toute l'importance philosophique du *Bathybius Hæckelii.*

On peut répondre victorieusement à cette constatation. Les *Riesenzellen* irritatives sont, nous l'avons vu, de véritables géants dans leur espèce, et c'est le propre de cette anomalie de n'avoir pas de degrés saisissables. Ils ne peuvent compter par conséquent pour la solution d'un problème aussi grave.

Parmi les formes du géantisme spécialisé (le mot géantisme étant pris ici en un sens métaphorique), le symplaste placentaire qui est, comme nous l'avons établi, une cellule multinucléaire colossale, mais une cellule très nettement individualisée par son irréductibilité, par l'arrangement diffus et capricieux de ses noyaux (voir fig. 1), par l'énergie propre qui détermine son évolution et son accroissement, le symplaste placentaire est encore un exemple d'être monocellulaire dépourvu de détermination volumétrique. Nous avons vu en effet que, par une exception à la règle qui domine les autres éléments anatomiques, son volume croît régulièrement avec la taille des espèces animales; il est plus grand chez le lapin que chez le cobaye, plus grand chez le cobaye que chez le surmulot, plus grand chez le surmulot que chez la souris.

Il faudrait bien se garder de conclure. Le symplaste est une cellule, cela est indiscutable, mais cette cellule est

aussi un organe et, à ce titre, sa taille dépend évidemment de celle de l'animal où il se développe.

On ne saurait s'obstiner à le considérer comme une
espèce de *Bathybius* au petit pied que si, placé en dehors
des circonstances physiologiques qui le dominent et lui
donnent en somme sa délimitation précise dans une espèce
déterminée, il prenait avec l'indépendance nouvelle qu'on
lui aurait donnée un développement indéfini et un volume
indéterminé.

J'ai tenté ce déplacement du symplaste et je n'ai pu
réussir à le greffer. Voici d'ailleurs comment j'ai procédé :

17 décembre 1885. — Tentative de greffe péritonéale du symplaste placentaire.

J'anesthésie en même temps par le chloroforme une
femelle pleine de cobaye, deux cobayes et un lapin. Les
sujets étant immobilisés et fixés sur le dos par les pattes,
je mets à nu l'utérus gravide. L'un des placentas étant
isolé, le chorion et l'allantoïde étant détachés avec le
fœtus, j'en excise un petit fragment qui est immédiatement
inséré dans l'abdomen du cobaye n° 1, dont la plaie est
suturée aussitôt.

La même opération est faite sur le cobaye n° 2 à l'aide
d'un fragment du second placenta.

Sur le lapin j'insère tout ce qui reste de ce dernier.

Toutes ces opérations ont été faites dans une atmos-
phère stérilisée par un pulvérisateur très puissant chargé
d'une solution phéniquée.

Le lapin se remet aussitôt et ne paraît pas incommodé.

Les deux cobayes sont dans un état piteux. Immobiles
et complètement refroidis, ils respirent faiblement. Est-ce

9

le choc du traumatisme, est-ce l'anesthésie qui se poursuit? Je les emmaillotte dans du coton et les abandonne à la douce température du laboratoire.

18 *déc*. — Aujourd'hui les deux cobayes sont pleins de vivacité et témoignent de leur réveil définitif par leur agilité et une température normale.

20 *déc*. — Je sacrifie le cobaye n° 1. Onze jours après la greffe, le fragment introduit dans le péritoine adhère à l'épiploon, mais on le sépare facilement. Il paraît avoir les dimensions qu'il avait au moment de son insertion. Sa coloration est jaune. Au miscroscope, dégénérescence cireuse.

25 *janvier* 1886. — Autopsie du cobaye n° 2 et du lapin. Mêmes résultats.

Ces échecs se passent de commentaires; le symplaste ne peut vivre en dehors de ses connexions physiologiques. Il ne peut donc échapper à la solidarité fonctionnelle qui le rattache à l'organisme, ni prendre un développement illimité et la loi de la taille reste provisoirement exacte jusqu'au prochain *Bathybius*.

TABLE DES MATIÈRES

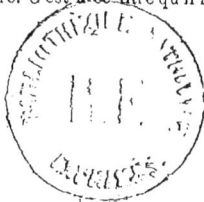

CARACTÈRES ET PROPRIÉTÉS DES CELLULES GÉANTES IRRITATIVES

CARACTÈRES ANATOMIQUES

PROPRIÉTÉS PHYSIOLOGIQUES DES CELLULES GÉANTES

SIGNIFICATION PATHOLOGIQUE DES CELLULES GÉANTES IRRITATIVES

II

DES CELLULES GÉANTES NORMALES

ÉLÉMENTS DU TYPE VASO-FORMATIF

III

DU GÉANTISME CELLULAIRE CONSIDÉRÉ AU POINT DE VUE TÉRATOLOGIQUE

IV

LE GÉANTISME CELLULAIRE ET LA NOTION DU PROTOPLASMA

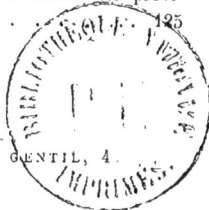

LYON. — IMPRIMERIE PITRAT AINÉ, RUE GENTIL, 4.

172

www.ingramcontent.com/pod-product-compliance
Lightning Source LLC
Chambersburg PA
CBHW062012200326
41519CB00017B/4780